Susan Branson

# ALLESKÖNNER KNOBLAUCH

**Bibliografische Information der Deutschen Nationalbibliothek**
Die Deutsche Nationalbibliothek verzeichnet diese Publikation in der Deutschen Nationalbibliografie. Detaillierte bibliografische Daten sind im Internet über https://dnb.de abrufbar.

**Für Fragen und Anregungen**
info@m-vg.de

**Wichtiger Hinweis**
Dieses Buch ist für Lernzwecke gedacht. Es stellt keinen Ersatz für eine individuelle medizinische Beratung dar und sollte auch nicht als solcher benutzt werden. Wenn Sie medizinischen Rat einholen wollen, konsultieren Sie bitte einen qualifizierten Arzt. Der Verlag und die Autorin haften für keine nachteiligen Auswirkungen, die in einem direkten oder indirekten Zusammenhang mit den Informationen stehen, die in diesem Buch enthalten sind.

Ausschließlich zum Zweck der besseren Lesbarkeit wurde auf eine genderspezifische Schreibweise sowie eine Mehrfachbezeichnung verzichtet. Alle personenbezogenen Bezeichnungen sind somit geschlechtsneutral zu verstehen.

1. Auflage 2025

Türkenstraße 89
80799 München
Tel.: 089 651285-0

Die englischsprachige Originalausgabe erschien 2018 bei Familius Christopher Robbins, 388 Trout Lake Drive, Sanger California 93657, USA. Arranged via Licensor's Agent: DropCap Inc. unter dem Titel *101 Amazing Uses for Garlic: Prevent Coldes, Soothe Toothaches, Repair Glass, and 98more!* © 2018 by Susan Branson. All rights reserved.



Übersetzung: Mareike Weber
Redaktion: Inez Ulrich
Umschlaggestaltung: Manuela Amode
Umschlagabbildung: AdobeStock/sdecoret; olliethedesigner; DESIGN ARTS
Bilder im Innenteil: AdobeStock/sdecoret; olliethedesigner; DESIGN ARTS; nidhi07; warmworld
Satz: Röser MEDIA GmbH & Co. KG, Karlsruhe
Druck: ScandBook, Litauen
Printed in the EU

Wir produzieren nachhaltig
www.m-vg.de

ISBN Print 978-3-7423-2750-5
ISBN E-Book (EPUB, Mobi) 978-3-7453-2513-3

Susan Branson

# ALLESKÖNNER KNOBLAUCH

Das Immunsystem stärken

Infektionen natürlich behandeln

Schädlinge effektiv bekämpfen

riva

Für meine Parkland-Community

*#MSDStrong*

# Inhalt

# Einführung

## Knoblauch, die geliebte Knolle

Knoblauch ist nah verwandt mit Zwiebeln, Schnittlauch, Lauch und Schalotten. Er wächst unterirdisch als Knolle und ist von einer papierartigen Haut umgeben; die Knolle ist in Zehen genannte Abschnitte unterteilt. Die hellgelben Zehen sind der Bestandteil des Knoblauchs, der beim Kochen und für medizinische Zwecke verwendet wird. Der Geruch ist eindeutig, und wenn man ihn einmal gerochen hat, wird man sein wunderbar einzigartiges Aroma nie wieder vergessen. Klein geschnitten, gehackt oder püriert entfaltet sich die starke, scharfe und würzige Essenz. Wird er gekocht, mildert sich der Geschmack und wird süßlich.

Knoblauch enthält über 2000 biologisch aktive Komponenten, Geschmack und Aroma jedoch stammen von der Schwefelverbindung Alliin. Diese Verbindung bildet bis zu 1,15 Prozent der ganzen, frischen Knoblauchzehen, getrockneter Knoblauch kann sogar mehr enthalten.

Alliin ist nicht stabil. Sobald die Zehe aufgeschnitten oder zerdrückt wird, wird daher das Enzym Alliinase aus den Zellen freigesetzt und wandelt das Alliin zu Allicin um, die geruchsbildende Verbindung. Der charakteristische Knoblauchgeruch kann mehrere Stunden im Atem bestehen bleiben. Um die Intensität zu verringern, sollte man sofort Minzblätter, rohe Salatblätter oder rohe Äpfel konsumieren.[1] Diese Nahrungsmittel beinhalten chemische Stoffe, die die geruchsbildenden Verbindungen des Knoblauchs neutralisieren können.

Es wird vermutet, dass primär schwefelhaltige Verbindungen und ihre Derivate die Ursache für die große biologische Aktivität des Knoblauchs sind, jedoch könnten auch andere vorkommende Verbindungen therapeutische Funktionen haben. Knoblauch zeigt antimikrobielle, antientzündliche und antioxidative Aktivität. Er verbessert den Kreislauf, senkt den Blutzuckerspiegel, bekämpft gezielt Krebszellen und schützt die Leber und die Nervensysteme.

Knoblauch wurde und wird weiterhin ausgiebig erforscht, in der Hoffnung, das volle und weit reichende Potenzial zu ermitteln, das diese Knolle auf die menschliche Gesundheit hat.

## Der universelle Reiz des Knoblauchs im Lauf der Zeit

Knoblauch ist eine der ältesten Kulturpflanzen und entstand vor mehr als 5000 Jahren in Sibirien oder Zentralasien. Nach seiner Entdeckung verbreitete er sich schnell in verschiedenen Ländern und Kulturen. Über die Jahrhunderte wurde er als Nahrungs-, Heilmittel und Währung verwendet. Auch in der Mystik und der Zauberei tauchte er auf. Die Ägypter legten Knoblauchknollen aus Ton in Gräber, vermutlich als Geschenke für die Götter oder als Finanzmittel für das Leben nach dem Tod. So wurde es beispielsweise im Grab Tutanchamuns praktiziert.[2] Auch die Lebenden schätzten den Knoblauch und bezahlten damit Sklaven, die

die Pyramiden bauten.[3] Diese Sklaven aßen den Knoblauch, da sie glaubten, er gebe ihnen Kraft und Nährstoffe. Nicht aber die oberen Klassen. Sie setzten den Knoblauch lieber für medizinische und mystische Zwecke ein. Eines der ältesten ägyptischen medizinischen Dokumente, Papyrus Ebers, erwähnt die Anwendung von Knoblauch bei allgemeinem Unwohlsein, Parasiten und Kreislaufbeschwerden. Sie verwendeten ihn auch als Währung. Für 15 Pfund erhielten sie einen gesunden männlichen Sklaven.

Die alten Griechen machten es den Ägyptern nach und ließen ihre Soldaten vor der Schlacht Knoblauch essen, um die Vitalität zu erhöhen. Athleten in den frühen Olympischen Spielen wendeten ihn an, um ihre Leistung zu verbessern.[4] So überrascht es nicht, dass Hippokrates der Knoblauch wohl bekannt war und er ihn bei Lungenproblemen, Bauchfett und zur Entgiftung verschrieb.[5] Obwohl Knoblauch eine regelmäßige Zutat in der griechischen Ernährung war, wurde sein Geruch nicht überall toleriert. Wollte jemand mit nach Knoblauch riechendem Atem zum Gebet oder zur Ehrung die Tempel betreten, wurde ihm der Zugang verweigert. Die Römer übernahmen viele medizinische Methoden der Griechen und behielten die Tradition bei, die Nahrung ihrer Soldaten und Seemänner mit Knoblauch anzureichern.[6] Dioskurides, führende medizinische Autorität der Römer, schlug vor, Knoblauch gegen Tierbisse, Gelenk- und Kreislaufprobleme einzusetzen.[7]

In China war Knoblauch ein Grundnahrungsmittel und wurde zum Konservieren verwendet. Aufzeichnungen der chinesischen Heilkunde zeigen eine frühe Anwendung von Knoblauch bei mentalen und emotionalen Beeinträchtigungen wie Depression, Schlaflosigkeit und Erschöpfung.[8] Alte indische Heilmethoden – Ayurveda, Unani und Tibbi – verwendeten allesamt extensiv Knoblauch, obwohl die oberen Brahmanenkasten ihn mieden. Die unteren

Kasten jedoch zogen den vollen Nutzen aus der Heilwirkung des Knoblauchs, um Infektionen und Wunden zu behandeln, und als Aphrodisiakum zur Stimulation der Libido.[9]

Als der Knoblauch nach Europa kam, waren es die Mönche, die ihn anbauten und das Wissen über seine therapeutischen Anwendungen bewahrten. Wie ihre Vorgänger gaben sie Knoblauch denen, die körperlich anstrengende Arbeit verrichteten, um ihre Kraft und Produktivität zu steigern.

Auch hier waren die oberen Schichten der Ansicht, dass Knoblauch nicht als Nahrungsmittel geeignet sei. Doch während der Großen Pest, als viele Knoblauch konsumierten, um eine Ansteckung zu verhindern, änderten sie vielleicht ihre Meinung.[10] Ärzte gewöhnten sich an, Knoblauchzehen mit sich herumzutragen, um den Geruch von Krankheit und Verwesung zu überdecken.[11] Im Lauf der Zeit wurde Knoblauch immer mehr zu medizinischen Zwecken eingesetzt und bei verschiedenen gesundheitlichen Problemen empfohlen. Auch die Wohlhabenden erkannten schließlich den Nutzen des Knoblauchs an und begannen ihn zu schätzen, obwohl sie ihn in ihrer Ernährung weiterhin mieden. Der europäische Volksglaube bekundet, Knoblauch habe die Macht, den »bösen Blick« abzuwenden, und er wurde eingesetzt, um Vampire fernzuhalten. Dazu trug man Knoblauch bei sich, hängte ihn an Fenster und rieb Schlüssellöcher und Kaminschächte damit ein.

Mit den französischen und portugiesischen Entdeckern kam der Knoblauch nach Nordamerika. Die amerikanischen Ureinwohner nutzten zu der Zeit bereits eine ähnliche, wild wachsende Knolle. Die Faszination für Knoblauch und seine vermeintlichen Vorteile ist nun Grund für Forscher, die jahrhundertelangen Anekdoten und Volksmärchen zu überprüfen und die Vielzahl von Fällen, die die heilenden Eigenschaften von Knoblauch demonstrieren, zu bestätigen.

## Was Sie über Knoblauch wissen müssen

Beim Einkauf von frischem Knoblauch sollte man feste, glatte Knollen mit intakter Papierhaut wählen. Weder Schimmel noch grüne Triebe sollten zu sehen sein. Manche Arten sind weiß, andere haben lilafarbene oder rote Haut, was oft auf einen intensiven Geschmack hinweist. Frische Knoblauchzehen in herzhaften Speisen zu verwenden, ist eine tolle Möglichkeit, Würze hinzuzufügen und von der medizinischen Wirksamkeit zu profitieren. Zwar lieben viele Leute den Geschmack von Knoblauch, nicht jedoch den nach dem Konsum stundenlang danach riechenden Atem. Manchmal kommt es einem nach dem Genuss großer Mengen vor, als würde man ihn durch die Poren ausschwitzen. Roher, frischer Knoblauch kann zudem Magen-Darm-Beschwerden wie Verdauungsstörungen und Flatulenzen verursachen. Wenn man ihn aber gut verträgt und den Geschmack mag, kann man frische Knoblauchknollen kühl und trocken in einem Netz aufbewahren. Dort bleiben sie bis zu zwei Monate bei Zimmertemperatur in Form, niedrigere Temperaturen um die 16 °C halten ihn knapp fünf Monate frisch. Von der Knolle entfernte Zehen bleiben etwa zehn Tage frisch, es sei denn, sie wurden geschält und klein geschnitten, dann kann man sie gekühlt bis zu einer Woche aufbewahren.

Beim Kochen wird auch häufig Knoblauchpulver verwendet, das entsteht, wenn Knoblauchzehen im Ofen getrocknet und dann zu Pulver gemahlen werden. Als Nahrungsergänzungsmittel wird das Pulver in Tablettenform verkauft. Die meisten Leute halten sich an die allgemeine Regel, dass gemahlene Gewürze sechs Monate halten, doch viele können bis zu drei Jahre aufbewahrt werden, insbesondere, wenn sie kühl und trocken gelagert werden. Möglicherweise sind die therapeutischen Vorteile von Knoblauchpulver im Vergleich zu frischem Knoblauch geringer, da vermutet wird, dass die bioaktive Verbindung Allicin und ihre Derivate nicht mehr enthalten sind. Das Pulver enthält noch Alliin und Alliinase, aber es konnte bisher nicht bestätigt werden, dass Alliin im Körper zu Allicin umgewandelt werden kann.

Knoblauchpulver beinhaltet jedoch andere gesundheitsverbessernde Bestandteile, nur eben nicht die volle Bandbreite des frischen Knoblauchs.

Knoblauchöl wird durch die Hinzugabe von Knoblauchzehen oder -pulver zu pflanzlichem Öl hergestellt. Es kann in Rezepten verwendet oder verpackt in Weichkapseln als Nahrungsergänzungsmittel verkauft werden. Der Knoblauch ist hier stark verdünnt und wird wegen seines reduzierten Wirkstoffgehalts und hohen Fettanteils nicht für therapeutische Zwecke empfohlen. Knoblauchöl hält sich tiefgekühlt mehrere Monate oder im Kühlschrank vier Tage. Eine Aufbewahrung bei Zimmertemperatur ist aufgrund der Risiken einer Lebensmittelvergiftung nicht ratsam. Ätherisches Knoblauchöl wird durch Dampfdestillation von zerkleinertem, frischem Knoblauch hergestellt. Es hat einen intensiven Geruch und ist sehr wirksam, daher muss es verdünnt werden. Zwei Tropfen ätherisches Knoblauchöl in 30 Milliliter Trägeröl sind ausreichend. Ätherisches Knoblauchöl kann äußerlich angewendet, sollte aber nicht eingenommen werden.

Die Knoblauchart, über die wegen ihres therapeutischen Nutzens wahrscheinlich am meisten gesprochen wird, ist gereifter Knoblauch. Der Knoblauch wird in Scheiben geschnitten und bis zu 20 Monate in mit Ethanollösung gefüllten Edelstahlbehältern aufbewahrt. Danach ist der Knoblauch geruchlos, weil die instabilen Schwefelverbindungen in mildere umgewandelt wurden, von denen es heißt, sie seien nutzbringender und könnten vom Körper leichter aufgenommen werden. Das führt zusammen mit dem höheren antioxidativen Potenzial zu einer größeren medizinischen Wirksamkeit. Extrakte aus gereiftem Knoblauch werden für gewöhnlich in Kapseln verpackt und in großen Mengen als Nahrungsergänzungsmittel verkauft.

## Wie viel können Sie bedenkenlos zu sich nehmen?

Frischer Knoblauch kann bedenkenlos täglich konsumiert und nach Belieben in Speisen und Getränke gegeben werden. Auch Nahrungsergänzungsmittel haben sich als unbedenklich erwiesen, wenn sie gemäß Packungsbeilage angewendet werden. In Studien wurden ohne ernst zu nehmende Nebenwirkungen pro Tag bis zu 1500 Milligramm Knoblauchpulverkapseln verabreicht, bis zu 7200 Milligramm Kapseln mit Extrakt aus gereiftem Knoblauch und bis zu 500 Milligramm Knoblauchöl. Alle Menschen haben nach Knoblauchgenuss schlecht riechenden Atem, und ein paar wenige Pechvögel klagen über Übelkeit, Sodbrennen, Flatulenz, Durchfall oder Erbrechen. Direkt mit der Haut in Berührung gebrachter Knoblauch kann Irritationen und Reizungen verursachen, ähnlich einer Brandwunde. Bevor man Knoblauch auf diese Art einsetzt, sollte man die Anwendung zunächst auf einer kleinen, unauffälligen Stelle testen. Wird Knoblauch Zahncremes, Gels oder Mundwasser beigefügt, ist diese Reaktion ungewöhnlich, es sei denn, die Person ist Knoblauch gegenüber sehr empfindlich oder allergisch. Schwangere und stillende Frauen können Knoblauch in üblicherweise in Speisen vorkommenden Mengen genießen, sollten aber höhere therapeutische Mengen vermeiden. Das Gleiche gilt für Kinder.

Knoblauch kann mit ein paar Medikamenten in Wechselwirkung treten. Die Aufnahme und Verwertung von Isoniazid kann verringert werden. Dieses Antibiotikum wird bei der Behandlung von Tuberkulose eingesetzt. Auf dieselbe Weise werden Atazanavir und Saquinavir in ihrer Wirkung beeinträchtigt. Blutgerinnungshemmer wie Warfarin, die zusammen mit Knoblauch angewendet werden, können die Risiken von Blutungen heraufsetzen. Dieser zusätzliche Effekt ist auch in Verbindung mit blutdrucksenkenden Medikamenten gefährlich, da beides den Blutdruck senkt und das Risiko eines zu niedrigen Blutdruckes erhöht.

Vorsicht ist bei der Anwendung von Knoblauch zusammen mit anderen blutgerinnungshemmenden Kräutern geboten. Dazu gehören Ingwer, Nelken, Ginkgo, Kurkuma und Engelwurz. Auch Fischöl und Vitamin E stellen ein Risiko dar. Andere Produkte haben wie Knoblauch blutdrucksenkende Eigenschaften, darauf gilt es bei der Kombination von Knoblauch mit Katzenkralle, Coenzym Q10 und Brennnessel zu achten. Man sollte sich der verschiedenen Wirkungen, die Kräuter, Vitamine und Nahrungsergänzungsmittel auf den Körper haben, bewusst sein, um unerwünschte und möglicherweise gefährliche Reaktionen zu vermeiden.

# 1
# Die Gesundheit verbessern

## Asthma

Asthma ist eine chronische Erkrankung, bei der die Atemwege entzündet sind. Durch Trigger (Chemikalien oder auf den Körper einwirkende Situationen) schwellen die Atemwege an und es wird zusätzlich Schleim produziert. Die Atemwege werden verengt, das Atmen wird schwieriger. Zu den Symptomen gehören Husten, Atemnot, pfeifendes Atmen und Brustschmerzen. Jeder kann Asthma entwickeln, wobei manche Menschen genetisch dazu veranlagt sind. Getriggert werden kann es durch Allergene aus der Umwelt oder der Nahrung oder durch andere Substanzen wie Rauch, Umweltverschmutzung oder Wetterveränderungen. Herauszufinden, was die jeweiligen spezifischen Trigger sind, kann im Umgang mit Asthma viel bewirken. Ärzte verschreiben oft Controller wie Corticosteroide, Beta-Agonisten mit langer Wirkdauer und manchmal Leukotrien-Antagonisten. Beta-Agonisten mit kurzer Wirkungsdauer werden verschrieben, um schnell und kurzfristig Symptome zu lindern, indem die Atemwege entspannt und geöffnet werden.

Wegen des starken Anstiegs von Asthmafällen bei Kindern und Erwachsenen ist es wichtiger denn je, Wege zu finden, ohne übermäßige Anwendung von Controllermedikamenten mit dieser Erkrankung zurechtzukommen. Knoblauch zeichnet sich als potente Behandlungsmaßnahme zur Asthmaregulierung ab. Eine der wichtigsten Schwefelverbindungen des Knoblauchs, Diallyldisulfid, wurde in einem Modellversuch mit allergischem Asthma untersucht. Es reduzierte die Entzündung, die Überproduktion von Schleim sowie die Konzentration des Immunglobulins E (IgE) in der Lunge.[12] IgE-Antikörper werden produziert, wenn der Körper ein Allergen identifiziert und die allergische Reaktion aktiviert, was bei Asthmatikern eine beträchtliche Verengung der Atemwege bedeutet. Eine andere Studie zeigte, dass gereifter Knoblauchextrakt, der Mäusen ins Bauchfell injiziert wurde, die Atemwegsentzündung massiv verringerte.[13] Diese Resultate lassen darauf schließen, dass Knoblauch eingesetzt werden kann, um die Atemwegsverengung und die Schleimproduktion zu verringern und so den Asthmapatienten das Atmen zu erleichtern.

## Bronchitis

Bronchitis ist eine Atemwegserkrankung, bei der die Wände der bronchialen Atemwege der Lunge entzündet sind. Akute Bronchitis kann von einer Erkältung oder einem anderen Atemwegsinfekt herrühren, der die Schleimhäute anschwellen lässt und die Atemwege verengt. Eine chronische Bronchitis ist ernster und eine permanente Entzündung der Bronchienwände, meist durch Rauchen verursacht.

Menschen mit Bronchitis haben Hustenanfälle und husten oft Schleim hoch. Brustschmerzen, Fieber, Schüttelfrost und Erschöpfung sind andere Symptome. Akute Bronchitis heilt oft nach kurzer Zeit von selbst, während die chronische Bronchitis anhält und oft Hustenmedikamente, Asthma-Inhalatoren oder Antibiotika erforderlich macht, wenn eine bakterielle Infektion vermutet wird.

Erkältungsviren verursachen bei Kindern und Erwachsenen oft milde Symptome. Aber manchmal kann der Körper das Virus nicht zu Beginn der Infektion abwehren und eine Bronchitis oder Erkältung entwickelt sich. Um das zu vermeiden, muss das Immunsystem des Körpers gut funktionieren. Knoblauch stärkt das Immunsystem und hat antivirale Eigenschaften. Er kann dazu beitragen, dass aus einer lästigen Erkältung keine Bronchitis wird. Menschen, die in der Erkältungs- und Grippezeit zwölf Wochen lang täglich ein Nahrungsergänzungsmittel mit Knoblauch zu sich nahmen, hatten deutlich weniger Erkältungen und erholten sich bei einer Infektion schneller als die Personen in der Kontrollgruppe, die kein solches Mittel mit Knoblauch zu sich nahmen.[14] Probieren Sie zur Abwendung eines Bronchialinfekts oder um schneller gesund zu werden diese Zubereitung:

### Knoblauchtonikum gegen Atemwegsinfekte

- 6 Knoblauchzehen, geschält und klein gehackt
- 4 EL roher Honig
- 4 EL gefiltertes Wasser
- 2 EL Apfelessig

1. Alle Zutaten in ein verschließbares, luftdichtes Glas geben und gut schütteln, bis alles gründlich vermischt ist.
2. Alle vier Stunden einen TL einnehmen, bis die Symptome abklingen.

## Husten

Husten ist die Reaktion des Körpers auf gereizte Atemwege oder ein Reflex, um Schleim und Fremdstoffe aus der Lunge und den oberen Atemwegen zu entfernen. Rauch, Staub, Allergien, Asthma, manche Medikamente, Bronchospasmen (Verkrampfungen der Atemwege) oder ein eingeatmeter Gegenstand können trockenen Husten auslösen. Feuchter Husten entsteht, wenn Schleim aus den Nebenhöhlen den Hals herunterläuft oder aus der Lunge in die Atemwege aufsteigt. Infektionen, Viren, Lungenerkrankungen, das *Postnasal-Drip-Syndrom* sowie Rauchen können durch Schleim verursachten Husten hervorrufen. Meist kaufen die Betroffenen Schleimlöser, um angestauten Schleim zu lösen, und Hustenstiller, um den Husten zu stoppen. Diese Medikamente können abhängig machen und zu Schwindel, Benommenheit, Übelkeit und Erbrechen führen, auch in der empfohlenen Dosierung.

Untersuchungen zeigen, dass in der alternativen Medizin Knoblauch zur Hustenlinderung eingesetzt wird.[15] Knoblauch verringert nachweislich das Auftreten und die Schwere von Erkältungssymptomen wie nassem Husten. Er hilft indirekt, indem er das Immunsystem unterstützt, Erkältungsviren loszuwerden, und direkt, indem er selbst die Viren inaktiviert. Ist die Infektionsquelle besiegt, beendet der Körper die Schleimproduktion und der Hustenreiz klingt ab. Beim nächsten Mal, wenn Husten einen nachts nicht schlafen lässt oder tagsüber beeinträchtigt, ist die Einnahme von knoblauchhaltigem Hustensirup ratsam.

### Hustensirup mit Knoblauch

- 3 gepresste Knoblauchzehen
- knapp 250 ml gefiltertes Wasser
- 85 g Honig

1. Den gepressten Knoblauch 20 Minuten im Wasser simmern lassen. Von der Platte nehmen und den Knoblauch entfernen.
2. Den Honig einrühren, bis die Flüssigkeit homogen wird. Bei Bedarf einen TL einnehmen. Den Sirup in einem sterilisierten Glasgefäß im Vorratsschrank aufbewahren.

## Erkältungen

Gewöhnliche Erkältungen sind durch Viren hervorgerufene Atemwegserkrankungen. Sie sind sehr ansteckend und es kann ausreichen, eine Oberfläche wie einen Türknauf, ein Treppengeländer oder einen Wasserhahn anzufassen. Gelangt der Virus an die Hände und die Person berührt damit Mund oder Nase, nistet sich der Virus in den dortigen Schleimhäuten ein. Eine weitere bombensichere Methode, sich den Virus einzufangen, ist, neben einer erkälteten Person, die hustet oder niest, einzuatmen.

Es gibt viele erkältungsverursachende Viren. Falls der Körper genau diesen Virus nicht schon einmal bekämpft hat, verfügt er nicht über die passenden Antikörper, um ihn direkt beim Eintritt in den Körper abzuwehren. Das Immunsystem greift den neuen Virus an und die gefürchteten Symptome setzen ein.

Ein rauer Hals, eine laufende oder verstopfte Nase, Niesen und Husten sind die typischen Merkmale einer Erkältung. Es gibt jede Menge nicht verschreibungspflichtige Medikamente für jedes erdenkliche Symptom. Von Antihistaminen und abschwellenden Mitteln über Nasensprays und Hustenstiller bis zu Halsbonbons ist alles dabei.

Der *Rhinovirus* ist der häufigste ansteckende Virus beim Menschen und die Hauptursache für eine normale Erkältung. Frischer Knoblauchextrakt zerstört diesen Virus, vermutlich, weil die Aufnahme in die Wirtszellen verhindert wird.[16] Knoblauch stärkt auch das Immunsystem, das dann einen besseren Schutz gegen eindringende Viren bieten kann. Probanden, die die Auswirkungen von Knoblauch auf das Immunsystem und auf Erkältungs- und Grippesymptome testen sollten, stellten fest, dass die Anzahl wichtiger Immunzellen bei denen, die den gereiften Knoblauchextrakt konsumiert hatten, höher war. Diese spezifischen Zellen attackieren und zerstören virusinfizierte Zellen. Zudem traten in der Knoblauchgruppe weniger Erkältungen auf. Ihre Erkältungen klangen schneller ab und die Symptome waren schwächer.[17] Bei der Untersuchung eines Allicin-haltigen Knoblauchpräparats waren die Teilnehmer während der Behandlungszeit zwischen November und Februar deutlich seltener erkältet als die, die keinen Knoblauch konsumiert hatten.[18] Knoblauch regelmäßig in seine Ernährung zu integrieren, ist ein kostengünstiges und effektives Hausmittel, um Erkältungen vorzubeugen und die Symptome zu bekämpfen.

## Kurzatmigkeit

Es kann beängstigend sein, wenn man Schwierigkeiten mit dem Atmen hat. Große Höhen, Übergewicht, anstrengendes Workout oder extreme Temperaturen können Trigger für Kurzatmigkeit sein. Doch in vielen Fällen ist sie ein Merkmal bestimmter Krankheiten, insbesondere Herz- und Lungenkrankheiten. Oft geht Kurzatmigkeit mit niedrigem Sauerstoffgehalt im arteriellen Blut einher. Das kann daran liegen, dass die Lungen nicht genug Sauerstoff aus der Luft aufnehmen oder dass das Blut nicht genug Sauerstoff zu den Organen transportiert. So oder so ist die Atmung davon betroffen.

Personen, die am *Hepatopulmonalen Syndrom* erkrankt sind, leiden an Kurzatmigkeit und geringem Sauerstoffgehalt im arteriellen Blut. Bei diesen Patienten hat Knoblauch zu einer verbesserten Atmung beigetragen, indem er ihre Sauerstoffwerte im

Blut erhöht hat. Bei 40 Prozent der Teilnehmer einer Gruppe, die täglich sechs Monate lang Knoblauchpulverkapseln zu sich nahm, erhöhte sich der Blutsauerstoff um mindestens 10 mmHg oder senkte sich der Sauerstoffgehalt in den Lungenzellen im Vergleich zu dem in den Arterienzellen. Es wurden also größere Mengen an Sauerstoff durch den Körper transportiert.[19] Auch bei Kindern mit dieser Erkrankung steigerten Knoblauchpulverkapseln den Sauerstoffgehalt im Blut um 10 mmHg, hier jedoch bei 53 Prozent der Patienten.[20] Anscheinend ist Knoblauch wirkungsvoll bei der Verbesserung der Sauerstoffmenge im arteriellen Blut und kann Atmungsbeschwerden lindern. Zwar funktioniert das nicht bei allen Patienten, aber einen Versuch ist es sicherlich wert.

## Atherosklerose

Wenn es in den Arterien zu Einlagerungen kommt, entsteht *Atherosklerose*. Diese Einlagerungen enthalten Cholesterin, Fett, Kalzium, Zellabfallprodukte und Fibrin, ein an der Blutgerinnung beteiligtes Protein. Nach und nach bilden sich an den Arterienwänden Einlagerungen und werden hart. Die Arterienöffnung wird kleiner und verringert den Fluss von sauerstoffreichem Blut im Körper. Davon können Arterien zu Herz, Gehirn, Armen, Beinen, Nieren oder Becken betroffen sein. Bricht ein Stück dieser Plaque ab, kann es zu einem anderen Körperteil transportiert werden, in einer kleineren Arterie stecken bleiben und diesem Körperteil die Blutzufuhr abschneiden. Manchmal bilden sich Blutpfropfen oder -gerinnsel und blockieren den Blutfluss vollständig. Entsteht diese Blockade im Bereich des Herzens, kommt es zum Herzinfarkt, im Bereich des Gehirns zum Schlaganfall.

*Atherosklerose* kann bereits im Kindesalter auftreten, zeigt sich meist jedoch später im Leben. Rauchen, eine bewegungsarme Lebensweise, Bluthochdruck, schlechte Ernährung sowie genetische Veranlagung sind Risikofaktoren. Oft bedarf es Veränderungen im Lebensstil sowie einer permanenten medizinischen Betreuung, um den Schaden zu minimieren und diese Krankheit zu bewältigen.

Die Oxidation des LDL-Cholesterin (Lipoprotein niedriger Dichte) fördert die Entwicklung von *Atherosklerose*. Gereifter Knoblauchextrakt und einer seiner Hauptbestandteile, S-Allylcystein, beugten durch LDL-Oxidation verursachten Arterienschäden erheblich vor und schützten vor Schäden an der Zellmembran und dem anschließenden Zelltod.[21] In den Halsschlagadern und Oberschenkelarterien von 152 Personen gemessene Einlagerungsmengen ermittelten, dass die Einnahme von hoch dosiertem Knoblauchpulver Einlagerungen um bis zu 18 Prozent reduzieren kann.[22] Bei gesungen Erwachsenen, die mindestens zwei Jahre lang täglich 300 Milligramm standardisiertes Knoblauchpulver zu sich nahmen, sank die altersbedingte Aortensteifigkeit.[23] Regelmäßiger Knoblauchkonsum kann beim Umgang mit *Atherosklerose* helfen, indem er Zellschäden, Plaquebildung und Arterienverhärtung reduziert.

## Angina pectoris

So bezeichnet man Schmerzen oder Unwohlsein im Brustkorb, die ein Symptom der koronaren Herzerkrankung sind. Sie treten auf, wenn aufgrund der Verengung oder Blockade einer oder mehrerer zum Herzen führender Arterien nicht genug sauerstoffreiches Blut zum Herzen fließt. Es gibt zwei

Arten. Die erste, die *stabile Angina pectoris*, wird normalerweise durch körperliche Anstrengung ausgelöst und dauert nicht lange. Man spürt einen Druck in der Brust, der bis in Nacken, Kiefer, Schultern, Rücken oder Arme ausstrahlen kann. Bei Frauen können verschiedene Symptome wie Übelkeit, Kurzatmigkeit, extreme Erschöpfung und Bauchschmerzen auftreten. Die zweite, *instabile Angina pectoris* ist ernster und kann jederzeit Brustschmerzen verursachen, auch im Ruhezustand. Sie dauert länger und wird meist durch ein Blutgerinnsel verursacht, das den Blutfluss zum Herzen teilweise oder vollständig verhindert. Das kann zum Herzinfarkt führen. Eine milde Form der *instabilen Angina pectoris* lässt sich gut in den Griff bekommen, indem man sich einen gesünderen Lebensstil aneignet Medikamente wie Statine, Betablocker, Kalziumantagonisten, Nitroglycerin, Aspirin und andere Blutgerinnungshemmer können den Blutfluss verbessern. Die *instabile Angina pectoris* kann eine *Angioplastie*, das Einsetzen von Stents oder koronarer Bypässe erforderlich machen, um jegliche Blockaden zu entfernen und den Blutfluss zum Herzen wiederherzustellen.

Zu den vielen Vorteilen des Knoblauchs gehört seine gerinnungshemmende Aktivität. Er kann die Bildung von Blutgerinnseln hemmen, indem er die Blutplättchen daran hindert, zu verkleben. Das wurde an Patienten mit instabiler *Angina pectoris* demonstriert, die zehn Tage intravenös Knoblauch injiziert bekamen. Die Symptome besserten sich um 82 Prozent, und EKG-Untersuchungen ermittelten, dass sich auch der Blutfluss um 62 Prozent verbessert hatte.[24] Knoblauch kann täglich prophylaktisch zur Vorbeugung verwendet werden oder das Auftreten und die Intensität von Symptomen lindern.

# Bluthochdruck

Die auf die Arterienwände ausgeübte Kraft beim Durchfluss des Bluts bestimmt den Blutdruck. Er wird in den Arterien gemessen, wenn das Herz sich zusammenzieht *(systolisch)* und wenn es sich entspannt *(diastolisch)*. Er wird dadurch definiert, wie viel Blut das Herz pumpt und auf welchen Widerstand es trifft, wenn es durch die Arterien fließt. Ein Blutdruck von mehr als 140/90 mmhg (Millimeter Quecksilbersäule) wird als hoch angesehen und als *Hypertonie* bezeichnet. Er entwickelt sich langsam im Lauf der Zeit, und viele Leute wissen gar nicht, dass sie einen hohen Blutdruck haben. Er kann Blutgefäße und das Herz schädigen. Unbehandelt kann er zu Herzinfarkt und Schlaganfall führen. *Primäre Hypertonie* hat keine erkennbare Ursache, obwohl Übergewicht, Rauchen, schlechte Ernährung, Bewegungsmangel und übermäßiger Salzgenuss übliche Risikofaktoren sind. Der *sekundären Hypertonie* liegen Ursachen wie Drogenkonsum oder bestimmte Medikamente, Alkoholmissbrauch, Schilddrüsenprobleme oder Nierenbeschwerden zugrunde. Bluthochdruck reagiert gut auf Veränderungen des Lebensstils. Mehr Bewegung, eine nährstoffreiche Ernährung, weniger Stress, mit dem Rauchen aufhören und auf Alkohol verzichten sollte den Blutdruck senken. Es gibt viele Medikamente zur Blutdrucksenkung, darunter Thiaziddiuretika zur Senkung des Blutvolumens, Betablocker zur Verlangsamung der Herzfrequenz, ACE-Hemmer zur Unterbindung der blutdrucksteigernden Aktivität einiger Hormone sowie Kalziumantagonisten und Renininhibitoren zur Gefäßerweiterung. All diese Medikamente haben erhebliche Nebenwirkungen wie Durchfall, Erschöpfung, Schwindel, Übelkeit, Potenzstörungen und Kopfschmerzen.

Die erste Verteidigungslinie gegen Bluthochdruck sollte eine Veränderung des Lebensstils sein. Die Verwendung natürlicher

Produkte zur Blutdrucksenkung kann dabei auf sichere Weise mithelfen, einen zu hohen Blutdruck zu senken. In den letzten Jahren wird Knoblauch immer häufiger im Umgang mit Bluthochdruck eingesetzt, und das aus gutem Grund. Es hat sich gezeigt, dass Knoblauch bei Bluthochdruckpatienten sowohl den *systolischen* als auch den *diastolischen* Blutdruck bedeutend senkt,[25] wodurch sie weniger auf Medikamente angewiesen sind. Patienten mit unkontrolliertem *systolischem* Bluthochdruck reduzierten diesen in nur zwölf Wochen, in denen sie täglich 480 Milligramm gereiften Knoblauchextrakt zu sich genommen hatten.[26] Interessanterweise erhöhte sich das Blutungsrisiko bei Patienten, die außerdem Medikamente zur Blutverdünnung einnahmen, nicht.[27] Sprechen Sie mit Ihrem Arzt, bevor Sie Knoblauch und diese Medikamente kombinieren – Vorsicht ist dennoch ratsam. Wenn der Konsum frischen oder gereiften Knoblauchs nicht empfehlenswert ist, können Knoblauchpulvertabletten verwendet werden, die denselben Effekt auf den *systolischen* Blutdruck haben.[28]

## Blasenkrebs

Dieses ballonförmige, hohle Organ im Becken, das den Urin speichert, nachdem dieser die Nieren verlassen hat, wird Blase genannt. Es hat flexible, muskulöse Wände, die sich zusammenziehen, um den Urin aus dem Körper zu auszuleiten. Die Zellen an diesen Wänden können mutieren, unkontrolliert wachsen und irgendwann einen Tumor bilden. Wird das nicht erkannt, kann dieser Krebs sich bis zu den Lymphknoten oder anderen Körperteilen ausbreiten. Die meisten Fälle werden früh erkannt, wenn Blut im Urin ist und Schmerzen im Rücken oder im Becken auftreten. Es kann auch zu häufigem schmerzhaftem Wasserlassen kommen. Je nachdem, wie fortgeschritten der Krebs ist, wird eine

Operation empfohlen, um den Tumor zu entfernen. Manchmal wird gleichzeitig die ganze Blase oder ein kleiner Teil entfernt. Chemotherapie und Bestrahlung können vor oder nach der Operation verordnet werden.

Knoblauch ist eine natürliche Heilpflanze mit einer großen Bandbreite positiver Effekte, die zur Behandlung oder Vorbeugung von Blasenkrebs in Betracht gezogen werden können. Er regt das Immunsystem zur Produktion von Verbindungen an, die Krebserreger unschädlich machen und vor einer schlechteren Immunreaktion, hervorgerufen durch Chemotherapie und Bestrahlung, schützen.[29] Diallyltrisulfid im Knoblauch verhindert die Migration und das Eindringen von Blasenkrebszellen, was Labortests nachgewiesen haben.[30] Eine Ausbreitung des Krebses wurde eingedämmt, was zu einer höheren Genesungswahrscheinlichkeit des Patienten führte. In einer anderen Studie erhielten Mäuse Knoblauchextrakte und hatten im Vergleich zu den Kontrollmäusen, die keinen Knoblauch erhielten, deutlich leichtere und kleinere Blasentumoren.[31] Die starke krebsfeindliche Aktivität des Knoblauchs legt nahe, dass Knoblauch oder Nahrungsergänzungsmittel mit Knoblauch als ergänzende Therapie zusätzlich zu traditionellen Methoden der Krebsbehandlung angewendet und präventiv zur Herabsetzung des Risikos, Blasenkrebs zu bekommen, eingesetzt werden könnten.

## Brustkrebs

Brustkrebs beginnt, wenn Zellen der Brust unkontrolliert wachsen und einen Tumor bilden. Wenn dieser in andere Körperbereiche hineinwächst und sich ausbreitet, ist er krebsartig. Frauen erkranken viel häufiger, doch auch Männer können Brustkrebs bekommen. Mammogramme können bei der Erkennung von Krebs helfen, bevor Symptome auftreten. Wird er nicht früh erkannt, kann es zu blutigen Absonderungen aus der Brustwarze oder zu Veränderungen der Form des Brustgewebes oder der Brustwarze kommen. Man spürt ihn auch als Knoten. Als Behandlung kommen Bestrahlung, Chemotherapie oder eine Operation infrage.

Brustkrebs ist die häufigste Krebsart bei Frauen, daher ist es unerlässlich, neue und effiziente Therapien zu entdecken, die die Überlebensraten erhöhen, insbesondere, wenn man es mit medikamentenresistentem Brustkrebs zu tun hat. Knoblauch könnte einen neuen therapeutischen Ansatz liefern. Sieben stabilisierte Derivate von Allicin konnten das Wachstum von Brustkrebszellen stoppen, darunter auch das von medikamentenresistenten Zellen.[32] Das gibt den Patienten, die nicht auf Chemotherapie ansprechen, Hoffnung. Eine weitere stabile Verbindung in gereiftem Knoblauchextrakt, S-Allylmercystein, konnte ebenfalls das Wachstum und die Verbreitung von Brustkrebszellen unterbinden.[33] Regelmäßig Knoblauch zu genießen, scheint ratsam. Dies wird von Ergebnissen einer iranischen Studie gestützt, die herausfand, dass der Konsum von Knoblauch mit der Nahrung bei Frauen das Brustkrebsrisiko verringerte.[34]

## Dickdarmkrebs

Dickdarmkrebs beginnt meistens mit Polypenbildung (abnormales Wachstum) im Dickdarm. Dickdarmpolypen sind kleine Zellhaufen, die an den Innenwänden des Darms wachsen; sie können röhrenförmig, flach oder pilzförmig sein. Sie sind weit verbreitet und ihr Vorkommen erhöht sich mit dem Alter. Mehr als ein Drittel aller Personen über 60 haben mindestens einen Polypen. Sie unterscheiden sich in Menge, Größe und Ort. Der häufigste ist das Adenom, das zu Krebs werden kann. Drei oder mehr dieser Polypen, auch wenn sie gutartig sind, erhöhen die Wahrscheinlichkeit, dass auch zukünftig Polypen auftreten und zu Krebs werden. Manche Erbkrankheiten wie *Familiäre adenomatöse Polyposis* (FAP) verursachen Hunderte oder gar Tausende Polypen, meist im Teenageralter. Werden sie nicht behandelt, ist es sehr wahrscheinlich, dass sie zu Krebs werden. Im Anfangsstadium ist es normal, keine Symptome zu haben, aber im Verlauf der Krankheit kommt es bei den Patienten zu Veränderungen beim Stuhlgang, rektalen Blutungen, Magenschmerzen, Erschöpfung und unerklärlichem Gewichtsverlust. Wie bei den meisten Krebsarten besteht die Behandlung oft aus Bestrahlung, Chemotherapie, Operation oder allen drei Komponenten.

In den USA ist Dickdarmkrebs die dritthäufigste Todesursache bei Frauen in Zusammenhang mit Krebs, bei Männern die zweithäufigste. Eine frühe Erkennung erhöht die Wahrscheinlichkeit, die Krankheit zu überwinden, aber sie kann lange Zeit unbemerkt bleiben. Ein natürliches Produkt wie Knoblauch wäre eine Schutzmaßnahme. Gereifter Knoblauchextrakt kann das Auftreten von Krebs reduzieren, indem das Wachstum und die Vermehrung von Polypen unterbunden werden. Das wurde in einem zwölfmonatigen Klinikversuch mit Patienten getestet, die Dickdarmpolypen hatten. Bei Patienten, die hohe Dosierungen von gereiftem Knoblauchextrakt erhielten, reduzierten sich Größe und Anzahl ihrer Polypen erheblich. Der Kontrollgruppe erging es weniger gut und sie erlitt ein Ansteigen der Anzahl der Polypen.[35] Roher, gereifter und gekochter Knoblauch sind wirkungsvoll, und in verschiedenen Studien wurde eine Herabsetzung des Risikos um 30 Prozent beobachtet.[36]

## Gutartige Erkrankungen der Brust

Einige der Screening-Tests, um tastbare Läsionen oder Auffälligkeiten im Brustgewebe nachzuweisen, sind klinische Brustuntersuchungen, Mammografie und MRT. Werden diese Auffälligkeiten weiter untersucht und als gutartig diagnostiziert, nennt man sie gutartige Erkrankungen der Brust. Dieser Begriff umfasst verschiedene Arten von Brusterkrankungen: *Hyperplasie* (übermäßiges Zellwachstum, das hauptsächlich in den Milchdrüsen auftritt), Zyste (mit Flüssigkeit gefüllte Gewebetasche), *Fibroadenom* (fester, gutartiger Tumor) und *sklerosierende Adenose* (kleine Brustknoten). Diese können beim Erstscreening wie ein Krebsgeschwür aussehen, eine Biopsie schließt das dann jedoch aus. Manche dieser Erkrankungen können Brustschmerzen verursachen, müssen operativ entfernt werden oder erhöhen das Brustkrebsrisiko. Eine Behandlung soll helfen, die Symptome zu mildern.

Eine Nahrungsergänzung von 150 Milligramm Knoblauchpulver und Vitaminen wurde Patienten mit gutartigen Brusterkrankungen zweimal täglich verabreicht. Nach sechs Monaten hatten sich Brustschmerzen und tastbare Symptome der *Brustfibromatose* (gutartige Brusttumoren) verringert.[37] Der tägliche Konsum von Knoblauch kann für Frauen, die Schmerzmittel in Betracht ziehen, eine sichere und sanfte Methode zur Linderung sein.

## Leukämie

Leukämie ist ein Krebs des blutbildenden Systems. Das Knochenmark bildet abnormale weiße Blutkörperchen, die nicht richtig funktionieren. Sie können ihre wichtigste Rolle der Abwehr von Infektionen nicht ausüben. Diese Zellen wachsen und teilen sich schneller und leben weiter, wenn ihr normaler Lebenszyklus vorbei ist. Sie beginnen, gesunde Zellen zu verdrängen, und Symptome treten auf. Die genauen Gründe sind unklar, aber es wird vermutet, dass sowohl genetische als auch Umweltfaktoren beteiligt sind. Zu den Symptomen können Fieberschübe oder Schüttelfrost, Erschöpfung, Knochenschmerzen, häufige Infekte, Nachtschweiß, wiederholtes Nasenbluten und geschwollene Lymphknoten gehören. Wie bei anderen Krebsarten werden Chemotherapie, Bestrahlung und Medikamente zur Behandlung eingesetzt. Manchmal erfolgt eine Stammzellentherapie, um erkranktes Knochenmark durch gesundes zu ersetzen.

Da die Blutzellen den Körper nicht mehr angemessen gegen Infektionen verteidigen können, kann der Konsum von Knoblauch mit seinen antimikrobiellen Eigenschaften dabei helfen, den Körper zu schützen und die Immunfunktion zu stärken. Dies würde Leukämiepatienten zugutekommen, indem es den Körper beim Schutz vor Infektionen unterstützt und er so mehr Energie für die Genesung zur Verfügung hat. Ein kürzlich isoliertes Verbindungsderivat aus Knoblauchzehen verhinderte nachgewiesenermaßen das Zellwachstum in einer menschlichen Leukämiezelllinie und agierte somit krebsabwehrend bei Leukämie.[38] Gereifter Knoblauchextrakt zeigte dieselbe Wirkung.[39]

Andere Knoblauchverbindungen wurden auf ihren Einfluss auf Leukämiezellen isoliert und getestet, darunter Diallyldisulfid[40] und Ajoene.[41] Beide stoppen die Zellteilung der Leukämiezellen und verhindern so eine Ausbreitung der Krankheit.

## Lungenkrebs

Personen, die rauchen, Rauch einatmen, ständig Umweltreizmitteln ausgesetzt sind oder bei denen Lungenkrebs in der Familie vorkommt, sollten sich über diese Krankheit Gedanken machen. Rauchen ist als Hauptursache von Lungenkrebs und Hauptursache von Krebstod in den USA besonders gefährlich.

Lungenkrebs kann auftreten, wenn die Zellen der Bronchien beschädigt werden. Mit der Zeit funktionieren sie nicht mehr normal und Krebs kann entstehen. Es gibt zwei Hauptarten von Lungenkrebs: das kleinzellige Bronchialkarzinom, einen schnell wachsenden Krebs, der 20 bis 25 Prozent aller Bronchialkarzinome ausmacht, und das nicht-kleinzellige, die häufigste Art, die etwa 75 bis 80 Prozent der positiv Diagnostizierten aufweisen. Im Frühstadium gibt es selten Symptome, in seinem Verlauf kann Lungenkrebs chronischen Husten, pfeifende Atmung, Brust- und Kopfschmerzen sowie Bluthusten verursachen. Die Behandlung hängt vom Stadium und dem Allgemeinzustand des Einzelnen ab. Chemotherapie, Bestrahlung und Operation sind häufige Optionen, um den Krebs zu vernichten.

Eine chinesische Studie mit 865 Teilnehmenden fand heraus, dass der Konsum von rohem Knoblauch mit einem geringeren Risiko, an Lungenkrebs zu erkranken, in Verbindung steht.[42] Verschiedene Knoblauchverbindungen wurden speziell bezüglich ihrer Effekte auf Bronchialkarzinomzellen isoliert und geprüft. Ajoene, eine schwefelhaltige Verbindung im Knoblauch, verhinderte Wachstum und Vermehrung von Lungentumorzellen, beeinträchtigte jedoch nicht die krebsfreien Lungenzellen,[43] was nahelegt, dass sich die Aktivität von Ajoene selektiv gegen Krebszellen richtet. S-Allylcystein, eine stabile, wasserlösliche

Verbindung in gereiftem Knoblauchextrakt, konnte verhindern, dass krebserregendes Benzo(a)pyren, ein Hauptbestandteil im Tabakrauch, in menschlichen Lungenzellen Krebs auslöst.[44] Knoblauch als Ganzes oder die extrahierten Wirkstoffe sind vielversprechende Chemotherapeutika bei Lungenkrebs.

## Magenkrebs

Magenkrebs entsteht, wenn die Zellen in der Magenwand unkontrolliert zu wachsen beginnen. Diese Krebszellen können umliegende Organe sowie Lymphdrüsen und -knoten befallen, von wo aus sie zu anderen Körperteilen transportiert werden können. Magenkrebs wächst langsam und die Symptome zeigen sich oft erst in späteren Stadien. Er tritt häufiger bei Männern und über 65-jährigen Personen auf. In Laborversuchen haben sich die Nitrite und Nitrate in verarbeitetem Fleisch als Verursacher von Magenkrebs gezeigt, es ist also eine gute Idee, die Salami auf der Pizza oder den Speck bei den Eiern wegzulassen. Rauchen kann das Magenkrebsrisiko verdoppeln, Passivrauchen ist hier ebenso gefährlich. Eine dritte häufige Ursache für Magenkrebs ist die Infektion mit dem Bakterium *Helicobacter pylori (H. pylori)*. Die meisten Leute mit dieser Infektion bekommen keinen Krebs, aber eine Langzeitinfektion kann zu einer Entzündung der inneren Magenwände führen und so eine Vorstufe von Krebs herbeiführen. Übelkeit, Erbrechen, Appetitverlust, Völlegefühl, Magenschmerzen und Sodbrennen können Symptome sein. Die konventionelle Behandlung umfasst Medikamente, Operation, Chemo- und Strahlentherapie.

Eine Reihe humanmedizinischer Studien hat sich mit den Effekten von Knoblauch und seinen Bestandteilen auf Magenkrebs beschäftigt. Alle untersuchten Knoblauchdosierungen verringerten das Risiko, an diesem Krebs zu erkranken. Höhere Dosierungen wurden mit höherer Risikominderung assoziiert.[45] Eine europäische Studie stellte fest, dass das Magenkrebsrisiko umso niedriger wird, je mehr Knoblauch und Zwiebeln konsumiert werden.[46] Laborstudien haben verschiedene Verbindungen im Knoblauch wie Allicin,[47] S-Allylmercaptocystein[48] und Diallyldisulphid[49] untersucht. Sie alle wirken sich auf Wachstum, Vermehrung, Aggressivität und Lebensfähigkeit von Magenkrebszellen aus. Um von all diesen krebsbekämpfenden Knoblauchverbindungen zu profitieren, sollte man täglich frischen Knoblauch essen.

## Magengeschwüre

Geschwüre sind Defekte in der schützenden Schleimhaut von Magen, Dünndarm und Speiseröhre. Es entstehen Entzündungen, die Magenschmerzen, Blähungen, Sodbrennen, Übelkeit und Unverträglichkeit von fetthaltigen Lebensmitteln zur Folge haben. Als Hauptursache wird eine Infektion mit *H. pylori* vermutet. Weitere begünstigende Faktoren sind die übermäßige Einnahme von Schmerzmitteln, Rauchen, Stress und starker Alkoholkonsum. Sind *H. pylori* vorhanden, umfasst die Behandlung einen Antibiotikazyklus, um die Bakterien abzutöten. Oft werden Mittel zur Neutralisierung, Blockade oder Verringerung der Magensäureproduktion verschrieben. Schmerzmittel-, Zigaretten- und Alkoholkonsum sind massiv zu reduzieren oder im besten Fall vollständig zu stoppen.

Das breitbandantibiotische Potenzial von Knoblauch macht ihn als Wirkstoff zur Heilung von durch *H. pylori* verursachten Magengeschwüren nützlich. Untersuchungsergebnisse zeigen, dass unverdünntes Knoblauchöl, Knoblauchpulver sowie Allicin und Diallyltrisulfid (beide kommen in Knoblauch vor) alle in der Lage waren, je nach Dosis *H. pylori* zu zerstören.[50] Selbst einige antibiotikaresistente Stämme von *H. pylori* reagieren auf Knoblauch.[51] Ein konventionelles Medikament gegen Magengeschwüre ist Omeprazol, ein Protonenpumpenhemmer.

Bei der parallelen Einnahme von Knoblauch zeigten sich synergetische Effekte.[52] Das könnte eine schnellere Heilung von *H.-pylori*-Infektionen und damit einhergehend eine kürzere Behandlungsdauer ermöglichen. Beim Schutz des Magengewebes vor durch die Geschwürbildung generierten Veränderungen war die Wirksamkeit von gereiftem Knoblauchextrakt mit der von Omeprazol vergleichbar.[53]

## Multiples Myelom

Plasmazellen sind weiße Blutkörperchen des Immunsystems, die normalerweise Antikörper produzieren, um Keime zu bekämpfen. Sie befinden sich hauptsächlich im Knochenmark, dem weichen Gewebe in den Hohlräumen der menschlichen Knochen.

Werden diese Zellen bösartig, wachsen sie unkontrolliert und erzeugen einen Knochentumor. Wenn es mehrere Tumoren sind, wird die Krankheit als *Multiples Myelom* bezeichnet. Diese entarteten Plasmazellen verdrängen gesunde blutbildende Zellen aus dem Knochenmark, beschleunigen die Zerstörung des Knochens und produzieren wirkungslose Antikörper. Das kann zu Anämie, einer stärkeren Hämatombildung und vermehrten Blutungen, schwachen Knochen, häufigeren Infektionen und Nierenproblemen führen. Männer, über 65-Jährige und Personen afrikanisch-amerikanischer Abstammung sind häufiger betroffen. Zur Standardbehandlung gehören Medikamente zur Zerstörung der Krebszellen, zur Stärkung der Knochen oder des Immunsystems. Andere Optionen sind die intravenöse Behandlung mit Spenderantikörpern, Chemotherapie, Bestrahlung oder Knochenmarktransplantation.

Personen mit höherem Erkrankungsrisiko sollten sich überlegen, Knoblauch zu essen. In Nordwestchina wurde eine Studie mit 220 Patienten mit bestätigtem *Multiplem Myelom* und 220 gesunden Kontrollpersonen durchgeführt. Diejenigen, die Knoblauch verzehrten, senkten ihr Erkrankungsrisiko erheblich.[54] Knoblauch kann also als vorbeugende Maßnahme bei Personen mit hohem Risiko zur Entartung von Plasmazellen und Tumorbildung eingesetzt werden.

## Prostatakrebs

Das ist ein Krebs der Prostata, der kleinen Drüse bei Männern, die die Samenflüssigkeit produziert, die Sperma nährt und transportiert. Er kann entstehen, wenn einige Zellen in der Prostata mutieren, schnell wachsen und sich teilen. Sie leben noch lange, nachdem normale Prostatazellen abgestorben sind, und bilden miteinander Tumoren. Diese können umliegendes Gewebe angreifen, oder einige entartete Zellen breiten sich in anderen Körperteilen aus. Manchmal wächst der Prostatakrebs langsam und bleibt auf die Prostata beschränkt. Dann sind oft eine minimale Behandlung und Überwachung ausreichend. Andere Arten sind aggressiver und breiten sich schnell aus. Hier sind stärker eingreifende Behandlungen wie Operation, Chemotherapie, Bestrahlung oder Hormontherapie nötig. In fortgeschrittenen Stadien kann es zu Schwierigkeiten beim Wasserlassen, langsamem Urinfluss, Blut im Sperma, Erektionsstörung und Knochen- oder Leistenschmerzen kommen.

Den Schwefelverbindungen im Knoblauch wurden viele gesundheitliche Vorteile zugesprochen, darunter auch Schutz vor Prostatakrebs. Knoblauchextrakt unterbindet nach drei Tagen Anwendung nachweislich zu 80 bis 90 Prozent Wachstum und Vermehrung von Prostatakrebs-Zelllinien.[55] Knoblauchkonsumierende Männer senkten ihr Risiko, an Prostatakrebs zu erkranken,[56] und Knoblauch erwies sich als effektiver als Zwiebeln, die ebenfalls viele Schwefelverbindungen enthalten. Vielleicht liegt das an der aus Knoblauch gewonnenen Verbindung S-Allylcystein. Bei dieser Verbindung ausgesetzten Prostatakrebs-Zelllinien wurde das Wachstum eingedämmt und die Lebensfähigkeit verringert.[57]

Knoblauch hat die Fähigkeit, Prostatakrebszellen zu zerstören. Daher kann er zur Herabsetzung des Risikos, an Prostatakrebs zu erkranken, eingesetzt werden und in Frühstadien zur Beschränkung von Wachstum und Ausbreitung dieser Krankheit nützlich sein. In fortgeschrittenen Stadien kann er in Kombination mit einer ärztlich verordneten Therapie angewendet werden.

## Speiseröhrenkrebs

Der lange, vom Rachen zum Magen verlaufende Schlauch ist die Speiseröhre. Sie transportiert die Nahrung zur Verdauung in den Magen. Wenn die Zellen entlang dieses Schlauchs mutieren und sich unkontrolliert teilen, kann Speiseröhrenkrebs entstehen. Diese Zellen können Tumoren bilden, die weiterwachsen und umgebendes Gewebe befallen oder sich in andere Körperteile ausbreiten können. Im Frühstadium sind keine Symptome bemerkbar. Im Verlauf können Schluckbeschwerden, unbeabsichtigter Gewichtsverlust, Brustschmerzen, Verdauungsstörungen oder Heiserkeit auftreten. Rauchen und lang anhaltender Reflux sind erhebliche Risikofaktoren. Üblicherweise wird der Tumor operativ entfernt, mit oder ohne anschließender Chemo- oder Strahlentherapie. Zu Nebenwirkungen dieser Behandlungen zählen Infektionen, Blutungen, schmerzhaftes Schlucken oder versehentliche Schädigungen der umliegenden Organe.

Die Wirksamkeit von Knoblauch bei der Krebsbekämpfung ist seit einiger Zeit bekannt. Das liegt hauptsächlich an seiner großen Bandbreite an schwefelreichen Verbindungen. Ajoene, das in gepresstem Knoblauch zu finden ist, unterband in Untersuchungen die Vermehrung menschlicher Speiseröhrenkrebszellen und führte zum Tod der Zellen.[58] Diallyldisulfid, eine weitere Schwefelverbindung des Knoblauchs, reduzierte die Lebensfähigkeit der Speiseröhrenkrebszellen beachtlich, indem es die Vermehrung der Zellen verhinderte.[59] Der Konsum von Knoblauch könnte eine sichere und effiziente Methode sein, Hochrisikopatienten vor Speiseröhrenkrebs zu schützen, oder in der Therapie als Mittel zur Bekämpfung des Speiseröhrenkrebs eingesetzt werden.

## Alzheimer-Krankheit

Alzheimer – eine Form von Demenz – ist eine fortschreitende, nicht heilbare neurodegenerative Erkrankung. Sie kann mit über das Normale hinausgehendem Gedächtnisverlust beginnen und dazu führen, dass man sich verläuft, Fragen wiederholt stellt und sich Persönlichkeit und Verhalten ändern. Gedächtnisverlust und Verwirrung verschlimmern sich im Verlauf und die Betroffenen haben Schwierigkeiten, Freunde und Familie wiederzuerkennen, komplexere Aufgaben auszuführen oder mit ungewohnten Situationen zurechtzukommen. Im Spätstadium schrumpft das Hirngewebe und die Kommunikation wird erschwert. Die Patienten werden komplett pflegebedürftig und oft bettlägerig. Bei den meisten Betroffenen zeigen sich die ersten Symptome um Mitte 60. Bei früherem Auftreten können genetische Faktoren eine Rolle spielen, treten die Symptome erst später auf, liegt das an weitreichenden Veränderungen des Gehirns über Jahrzehnte. Die derzeitige Behandlung versucht, Patienten zu ermutigen, sich auf mentale Funktionen zu fokussieren und mit ihrem veränderten Verhalten zurechtzukommen. Verschiedene Medikamente wurden zur Behandlung dieser Symptome zugelassen, in Deutschland sind dies Donezepil, Galantamil und Rivastigmin.

Die zugelassenen Behandlungsoptionen für Alzheimer können Symptome verbessern, heilen die Krankheit jedoch nicht. Das rechtfertigt die Erforschung neuer Wirkstoffe, die zum Erfolg führen könnten. Knoblauch ist einer dieser Wirkstoffe und verfügt über mehrere Inhaltsstoffe, die gesichert Alzheimersymptome mindern und keine negativen Nebenwirkungen hervorrufen. Knoblauch verbessert nachweislich das Kurzzeitgedächtnis von Ratten mit Beta-Amyloid-Peptiden im Gehirn. Diese Peptide bestehen aus Aminosäuren, die sich im Gehirn von Alzheimerpatienten ablagern; diese Ablagerungen führen zum Absterben von Nervenzellen und zur Degeneration der Gehirnfunktion inklusive kognitiver Beeinträchtigung. Männliche Ratten erhielten 56 Tage lang unterschiedlich hohe Dosen eines Extrakts von gereiftem Knoblauch. Dann wurde ihnen Beta-Amyloid injiziert. Nach sieben Tagen hatte der Knoblauch nicht nur das Kurzzeitgedächtnis verbessert, sondern auch die Neuroinflammation, eine Entzündung des Nervengewebes, reduziert,[60] ein weiterer Hinweis auf eine fortschreitende Alzheimererkrankung. Der Extrakt kann auch die Verschlechterung des Langzeitgedächtnisses verhindern, wie ein Versuch mit durch Beta-Amyloid-Ablagerungen an Alzheimer erkrankten Mäusen gezeigt hat.[61]

## Kognitive Funktion

Die Erlangung und Verarbeitung von Wissen erfolgen durch kognitive oder mentale Prozesse wie Wahrnehmung, Erinnerung, Schlussfolgerung, Beurteilung, Aufmerksamkeit und Sprache. Jeder Mensch ist einzigartig, sieht die Welt um sich herum anders und reagiert anders auf sie. Für die Mehrzahl kognitiver Unterschiede in der Bevölkerung zeichnet die Genetik verantwortlich, die restlichen werden durch Umweltfaktoren und physiologische Prozesse bestimmt. Chemische Ungleichgewichte und Stoffwechselschwankungen können im Lauf der Zeit zu beachtlichen kognitiven Veränderungen führen. Manche dieser Prozesse werden durch das Alter, Mangelernährung oder den Kontakt mit Chemikalien oder Krankheitserregern ausgelöst und führen zu Beeinträchtigungen des Erinnerungs- und Denkvermögens.

Bei manchen Amnesieformen sind Gedächtnisverlust und Schwierigkeiten beim Lernen neuer Aufgaben nicht unüblich. Bei an Amnesie leidenden Mäusen, die drei Wochen Knoblauch erhielten, stellte man kurzfristig eine teilweise Aufhebung der Amnesie und langfristig eine deutliche Verbesserung des Lernvermögens fest.[62]

Oxidativer Stress, der von einer Insulinresistenz herrührt, ist eine weitere gesundheitliche Beeinträchtigung, die sich auf die kognitive Funktion auswirkt. Übergewichtige Ratten mit diesem Leiden zeigten kognitive Defizite, die sich nach einer vierwöchigen Knoblauchbehandlung verringerten.[63] Sogar durch Blei verursachte Gedächtnisprobleme können durch Knoblauch teilweise behoben werden. Er senkte den Bleigehalt im Hirngewebe von Ratten und schützte vor oxidativen Schäden. Die Wirkung war mit dem durch Vitamin C geleisteten Schutz vergleichbar, das häufig zur Heilung von Bleivergiftungen eingesetzt wird.[64]

## Candidose

*Candidose* ist eine durch den hefeähnlichen *Candida*-Pilz verursachte Pilzinfektion. Es gibt über 20 Spezies, die Menschen befallen können, aber der häufigste ist *Candida albicans.* Diese Pilze leben für gewöhnlich auf Haut und Schleimhäuten und sind in der Regel harmlos. Wenn sich körperliche Voraussetzungen ändern und ein übermäßiges Wachstum begünstigen, kann es zu Infektionen von Mund, Vagina, Urintrakt, Haut oder Magen kommen. Die meisten Fälle übermäßigen Wachstums rühren von bestimmten Medikamenten, Schwangerschaft, Bakterieninfektionen, zu hohem Gewicht oder einem überlasteten Immunsystem her. Vaginalinfektionen, weiße Stellen an der Zunge oder im Mund, schmerzhafte Risse in den Mundwinkeln oder verkrusteter Hautausschlag an Fingern, Zehen und in der Leiste sind Symptome der *Candidose.*

Antimykotika werden meist für zwei Wochen verschrieben. Bekannte begleitende Maßnahmen, um *Candidose* loszuwerden, sind die Reduktion von Zucker und Hefeprodukten in der Ernährung und die Einnahme von Probiotika.

Zu diesen alternativen Methoden kann der tägliche Konsum von Knoblauch addiert werden. Diallyldisulfid, eine in Knoblauch vorkommende Schwefelverbindung, verursachte bei verschiedenen *Candida*-Spezies oxidativen Stress und beschädigte die

Pilzzellen, was ihre Lebensfähigkeit begrenzte.[65] Die Verbindung Allicin wurde mit dem verschreibungspflichtigen Medikament Fluconazol verglichen, um ihre Effektivität bei der Eliminierung von *Candidose* bei Mäusen festzustellen. Beide beschädigten die strukturelle Unversehrtheit der Oberflächen der Pilzzellen, was zum Zelltod führte, wobei Allicin etwas schwächer war als Fluconazol. Allicin wird als Ergänzung der Therapie zur Behandlung von Candidose mit Fluconazol empfohlen.[66]

## Fußpilz

In Umkleiden und öffentlichen Schwimmbädern Badeschuhe zu tragen, kann hilfreich sein, um die Füße vor einer als Fußpilz bekannten, weitverbreiteten Pilzinfektion zu schützen. Dieser Pilz ist hochansteckend und kann durch einen Schuhtausch, dem Betreten infizierter Oberflächen oder die Berührung eines infizierten Fußes übertragen werden. Hat man ihn sich einmal zugezogen, wächst der Pilz auf oder unter der Haut und gedeiht an feuchten, warmen Stellen am besten. Es ist wichtig, die Füße gut abzutrocknen, vor allem die Zehenzwischenräume, um den Pilz am Wachsen zu hindern. Er wächst auch in Schuhen, daher sollten sämtliche Schuhe desinfiziert werden.

Es gibt drei Arten von Infektionen. Zwischen den Zehen juckt die Haut, wird schuppig, trocken und rissig. An der Fußsohle wird der Fuß wund, die Haut an Fußsohle oder Ferse verdickt. Die dritte Form entwickelt sich als Blasen unter der Haut. Milde Verläufe können mit antimykotischen Lotionen behandelt werden, schwerwiegendere Infektionen jedoch erfordern verschreibungspflichtige antimykotische Medikamente zur äußeren Anwendung oder in Tablettenform.

Ajoene, eine Organoschwefelverbindung, wurde aus Knoblauch extrahiert und einer Creme beigefügt, um zu testen, wie gut diese bei Fußpilzpatienten als Antimykotikum funktioniert. 79 Prozent der Testpersonen waren nach sieben Behandlungstagen vollständig pilzfrei, die restlichen Patienten nach weiteren sieben Tagen. Drei Monate später wurde kein Wiederbefall beobachtet.[67] Ajoene wurde auch im direkten Vergleich mit Terbinafin getestet, einer antimykotischen Medizin, die häufig gegen Fußpilz verschrieben wird. Die Probanden, die zweimal täglich ein Mittel mit einem Prozent Ajoene zur äußerlichen Anwendung erhielten, waren nach 60 Behandlungstagen zu 100 Prozent geheilt, während der Pilz nur bei 94 Prozent der Personen, die ein Mittel mit einem Prozent Terbinafin erhalten hatten, vollständig eliminiert wurde.[68] Das aus dem Knoblauch stammende Ajoene ist nicht nur effizienter als Terbinafin, zudem sind alkoholische Knoblauchextrakte, die Ajoene enthalten, auch relativ preiswert. Knoblauch kann eine wirkungsvolle und günstige Behandlung gegen Fußpilz sein.

## Leistenflechte

Dies ist eine leicht ansteckende Pilzinfektion in der Leiste. Sie kann entstehen, wenn der Pilz einen warmen, feuchten Platz zum Wachsen findet. In der Leistengegend zeigt sich eine Hautrötung, die sich oft auf die Innenschenkel, Genitalien und das Gesäß ausweitet. Der Ausschlag juckt, ist trocken und schuppig mit roten eitergefüllten Bläschen, die nässen können. Die Infektion scheint häufiger Männer als Frauen zu betreffen und häufiger die, die stark transpirieren, an Diabetes leiden, ein geschwächtes Immunsystem haben oder zu enge Unterwäsche tragen. Sie überträgt sich durch direkten Kontakt, daher sollte man mit einer infizierten Person nicht die Handtücher oder Kleidung teilen. Da es derselbe Pilz ist, der Fußpilz verursacht, sollte man darauf achten, den Pilz nicht von der Leiste auf den Fuß zu übertragen und umgekehrt. Halten Sie beide Körperbereiche sauber und trocken, damit der Pilz sich nicht ausbreiten kann. Antimykotische Salben, Lotionen oder Sprays können angewendet werden, um milde Infektionen innerhalb von ein paar Wochen zu heilen. Stärkere oder wiederkehrende Infektionen erfordern eine intensivere, verschreibungspflichtige antimykotische Medikation.

Ajoene ist eine Schwefelverbindung im Knoblauch, die gegen Pilze wirkt. Es wurde mit Terbinafin verglichen, einem häufig angewendeten Medikament gegen Hautpilz. 60 Männer mit Leistenflechte oder Fußpilz wurden zufällig in zwei Behandlungsgruppen eingeteilt, von denen die eine Ajoene-Gel erhielt und die andere Terbinafin-Creme. Nach 60 Tagen hatte das Ajoene-Gel die Pilzinfektion bei 73 Prozent der Männer vollständig geheilt, die Terbinafin-Creme war zu 71 Prozent effektiv gewesen.[69] Knoblauch stellt eine neuartige Variante dar, um Leistenflechte zu behandeln, und erlöst die Patienten nicht nur von dem unerträglichen Juckreiz, sondern auch vom Pilz selbst. Erwärmen Sie frischen gehackten Knoblauch in Olivenöl, und reiben Sie nach dem Abkühlen Ihre Haut damit ein. Das kann mehrmals täglich wiederholt werden, bis die Infektion abgeheilt ist.

## Nagelpilz

Pilzinfektionen sind sehr verbreitet und können jedes Körperteil infizieren. Wenn Pilz die Finger- oder Fußnägel befällt, entstehen weiße oder gelbe Flecken. Diese Flecken vergrößern sich und breiten sich aus. Die Nägel werden dicker, brüchig und verfärben sich. Die Symptome treten langsam auf und können schließlich dazu führen, dass der Nagel sich von der Haut löst und abfällt.

Pilzinfektionen können ein Zeichen für ein übermäßiges *Candida*-Wachstum im Körper sein. *Candida albicans* ist ein sehr häufig im Menschen vorkommender Pilz, der bei Personen mit geschwächtem oder beeinträchtigtem Immunsystem außer Kontrolle geraten kann. Die guten Bakterien im Darm können es dann mit *Candida* nicht aufnehmen und der Befall kann sich schließlich auf den Nägeln als Nagelpilz zeigen. Es gibt nicht verschreibungspflichtige Mittel, die aber nicht immer wirken, und das Risiko eines erneuten Auftretens ist hoch. Verschriebene oral einzunehmende Antimykotika ermöglichen das Wachsen eines neuen pilzfreien Nagels. Das ist ein langwieriger Prozess, der viele Nebenwirkungen von Hautausschlag bis zu Lebererkrankung verursachen kann. Auch Nagellacke oder -cremes werden angewendet, aber es kann bis zu einem Jahr dauern, bis der Pilz beseitigt ist. Der Nagel kann auch operativ entfernt werden, wächst aber sehr langsam nach.

Knoblauch ist eine effiziente Methode, um Pilzinfektionen loszuwerden. Gereifter Knoblauchextrakt verhinderte unter Laborbedingungen je nach Dosierung die Aktivität von 18 *Candida-albicans*-Stämmen.[70] Aktive Verbindungen im Knoblauchextrakt durchdrangen die Zellmembranen der Pilze und zerstörten die inneren Membranen der Organellen, was zum Zelltod führte.[71] Äußerlich eine Lösung von Knoblauchöl (mit Kokosöl verdünnt) auf die Nägel aufzutragen, kann den Pilz vor Ort angreifen. Knoblauch mit der Nahrung oder als Nahrungsergänzungsmittel aufzunehmen, kann ebenso helfen, *Candida* zu eliminieren. Kontinuierlich verwendet, kann er auch ein erneutes Auftreten verhindern.

# Ringelflechte

Diese Pilzinfektion der äußeren Hautschichten zeichnet sich durch einen roten Ausschlag aus, der einen Kreis oder Ring an der Hautoberfläche bildet, mit einem helleren Fleck in der Mitte. Der Pilz kann jedes Körperteil mit einem oder mehreren Kreisen befallen und ist ansteckend. Schon die Berührung von Bettzeug, Handtüchern oder Oberflächen, die in Kontakt mit dem Pilz waren, kann dazu führen, dass er an der Haut kleben bleibt und sich vermehrt. Kinder sind am empfänglichsten dafür. Zuerst ist der Ausschlag rot und flach und juckt. Dann entstehen eitrige Blasen auf der Haut. Frei erhältliche Pilzcremes können verwendet werden, um die Infektion loszuwerden, in ernsten Fällen sind verschreibungspflichtige Antimykotika erforderlich.

Die Zuverlässigkeit und Fähigkeit der antimykotischen Pilzverbindung Ajoene wurde mit Terbinafin verglichen, einem häufig zur Behandlung von Hautpilz eingesetzten Medikament. 60 Männer mit Leistenflechte oder Fußpilz erhielten nach dem Zufallsprinzip entweder Ajoene-Gel oder Terbinafin. Nach 60 Tagen hatte das Ajoene-Gel bei 73 Prozent der Männer sämtliche Anzeichen und Symptome der Pilzinfektion beseitigt, die Terbinafin-Creme war zu 71 Prozent wirksam.[72]

Knoblauch kann äußerlich zur Behandlung von Ringelflechte eingesetzt werden, wobei er nicht nur vom unerträglichen Juckreiz befreit, sondern auch vom Pilz selbst. Erwärmen Sie frisch geschnittenen Knoblauch zehn Minuten sanft in Olivenöl und verteilen die abgekühlte Lösung auf den infizierten Bereichen. Das kann mehrmals täglich wiederholt werden, bis die Infektion abgeklungen ist. Die Knoblauchölzubereitung kann mehrere Tage verwendet werden. Achten Sie darauf, das Öl nicht mit dem Pilz zu verseuchen.

# Soor

Wenn sich der Pilz *Candida albicans* übermäßig in den Mundschleimhäuten verbreitet, können weiße Beläge auf der Zunge und in der Mundhöhle auftreten und Rötungen und Schmerzen hervorrufen. *Candida* ist eigentlich immer im Körper vorhanden, doch seine Anzahl wird durch das Immunsystem reguliert. Ist es durch Krankheit oder Medikamente geschwächt, gerät *Candida* außer Kontrolle und bewirkt eine Infektion. Am häufigsten tritt Soor bei Babys und älteren Personen auf, doch auch bei Erwachsenen mit beeinträchtigtem Immunsystem. Das ist nicht unbedingt schlimm, doch wenn man den Pilz nicht eindämmt, kann er in andere Körperteile wie Lunge, Herz, Leber und Verdauungstrakt vordringen. Meistens werden antimykotische Mittel gegeben.

Knoblauch ist ein preiswertes und leicht zugängliches Mittel, das *Candida* reduzieren und Mundsoor heilen kann. 56 Personen wurde 14 Tage lang eine knoblauchhaltige Creme auf den Mund aufgetragen. Rötungen und Schmerzen gingen zurück. Die Wirksamkeit des Knoblauchs war mit oral verabreichtem Clotrimazol vergleichbar, einem Antimykotikum, das gegen Pilzinfektionen in Hals und Rachen eingesetzt wird.[73]

Man kann Knoblauchpräparate einnehmen oder frischen Knoblauch aufschneiden und für ein paar Minuten im Mund behalten. Für manche Patienten kann das zu scharf sein, insbesondere Kinder; hier ist es hilfreich, den Knoblauch zehn Minuten in Wasser zu simmern, herauszunehmen und Honig in das Wasser zu mischen. Wenn die Temperatur angenehm ist, kann man das Honig-Knoblauch-Wasser löffeln und sollte jede Portion vor dem Herunterschlucken mehrere Sekunden im Mund behalten.

## Vaginale Pilzinfektionen

Diese Infektionen werden meistens vom Pilz *Candida albicans* ausgelöst. Er ist sehr verbreitet und bis zu drei Viertel aller Frauen sind irgendwann im Leben von ihm betroffen. Dieser Pilz lebt normalerweise in geringen Mengen in der Vagina, aber manchmal, wenn die Zusammensetzung der Mikroorganismen aus dem Gleichgewicht kommt, vermehrt sich *Candida* und eine Infektion entsteht.

Solche Störungen des mikrobiellen Gleichgewichts können durch die Einnahme von Antibiotika, hormonelle Veränderungen, Schwangerschaft, Diabetes, ein geschwächtes Immunsystem, zu viel Zucker in der Ernährung und Stress entstehen.

Die Infektion kann den vaginalen Ausfluss verändern, das Vaginalgewebe entzünden, Schmerzen beim Urinieren sowie Juckreiz und Brennen verursachen. Nicht verschreibungspflichtige Medikamente können den Befall innerhalb von zwei Wochen beseitigen. Doch diese Infektionen haben eine hohe Rückfallrate und eine Medikation ist jedes Mal erneut erforderlich.

Oft wird Fluconazol, ein Antimykotikum, zur Behandlung eingesetzt. Als schwerere Nebenwirkungen sind Leberversagen, Krämpfe und Herzrhythmusstörungen zu nennen. Der Knoblauch hingegen hat milde Nebenwirkungen, wenn überhaupt, und hat sich als effektiv bei der Elimination einer Reihe von *Candida*-Spezies herausgestellt. Über sieben Tage verglich man Knoblauch bei der Behandlung diagnostizierter Fälle von vaginalen Pilzinfektionen mit Fluconazol. Bei 60 Prozent der Patientinnen in der Knoblauchgruppe gegenüber 71 Prozent in der Fluconazol-Gruppe besserten sich die Symptome. Laboruntersuchungen mit angelegten Kulturen aus dem vaginalen Ausfluss nach der Behandlung zeigten in beiden Gruppen deutliche Verbesserungen im Vergleich zu den vor der Behandlung angelegten Kulturen.[74] Knoblauch kann als unbedenkliche und effiziente Methode zur Behandlung von vaginalen Pilzinfektionen angesehen und täglich konsumiert werden, um ein Wiederauftreten der Infektion zu verhindern.

## Warzen

Warzen sind kleine, durch das *Humane Papillomvirus* (HPV) verursachte Hautwucherungen. Sie sind normalerweise fleischfarben und enthalten kleine schwarze Punkte, verstopfte Blutgefäße. Am häufigsten entstehen sie an Händen und Fingern, was nicht überrascht, da das Virus ansteckend ist. Treten sie an den Fußsohlen auf, nennt man sie Dornwarzen. Die meisten Warzen verschwinden von selbst, das kann aber ein bis zwei Jahre dauern. Viele Menschen schämen sich dafür und versuchen, sie mit Salicylsäure, Vereisung oder Laserbehandlung loszuwerden. Diese Methoden können schmerzhaft sein, Blasen entstehen lassen und zu Vernarbung führen.

Eine effektive häusliche Behandlung ist Knoblauch. Er kann direkt auf die Warze aufgetragen werden, die Ergebnisse sind dann innerhalb eines Monats zu erwarten. Das mag lang erscheinen, ist aber vergleichbar mit rezeptfreien Medikamenten oder sogar kürzer. Der Nutzen von Knoblauch wurde an 50 Patienten mit hartnäckigen gewöhnlichen Warzen untersucht. Nach dem Zufallsprinzip wurde ausgewählt, wer einen Lipid-Knoblauch-Extrakt und wer eine Kochsalzlösung auf seine Warzen auftrug. Nach einem Monat waren bei 96 Prozent der Personen, die den Lipid-Knoblauch-Extrakt angewendet hatten, die Warzen komplett verschwunden und kamen auch nicht wieder. Das war ein deutlicher Unterschied zu den Ergebnissen der Kochsalzgruppe.[75] Man vermutet, dass Knoblauch dadurch wirkt, dass er die Immunreaktion verstärkt und die Vermehrung der viralen Zellen verhindert.

Daher kann Knoblauch zur Erstbehandlung bei der Entfernung von Warzen eingesetzt werden oder man verwendet ihn, wenn andere Methoden versagt haben.

## Hühneraugen

Eine lokale Verhornung der Haut, umgeben von weicherer entzündeter Haut, die bei Druck oder Berührung schmerzt, ist ein Hühnerauge. Meistens treten sie oben oder seitlich an den Zehen und sogar dazwischen auf.

Sie entstehen durch Druck auf Haut in der Nähe von Knochen. Der erste Schritt, um die schmerzhaften und unansehnlichen Hühneraugen loszuwerden, ist, den Druck zu mindern. Das kann durch andere, gut sitzende Schuhe erfolgen. Zu lockere Schuhe können durch wiederholtes Rutschen Reibung erzeugen, und zu enge Schuhe können den Fuß zusammendrücken und dauerhaften Druck erzeugen. Socken verringern die Reibung, das Tragen ringförmiger Klebepads nimmt Druck von der betroffenen Stelle. Es gibt auch mit Salicylsäure getränkte Pflaster, um die tote Haut aufzuweichen, aber das kann ebenso die gesunde Haut schädigen. Wenn keine anderen gesundheitlichen Probleme zugrunde liegen, können Hühneraugen nach und nach zu Hause entfernt werden. Weichen Sie die Haut mit warmem Wasser ein, bis das Hühnerauge weich ist, dann entfernen Sie vorsichtig die oberen Hautschichten, die sich leicht abblättern lassen. Achten Sie darauf, nicht zu viel Haut zu entfernen; das tut weh und sorgt für Risse in der Haut, sodass sich das Hühnerauge entzünden kann.

Eine sanfte Methode zur Hühneraugenentfernung ist es, Knoblauch direkt auf die Stelle aufzulegen. Wenn die Haut Hühneraugen bildet, reagiert der Körper, indem er das Protein Fibrin an die Stellen schickt, damit die Wundheilung beginnt. Die Fibrinmoleküle sind wie lange Fäden, die sich verflechten und ein Netz über dem Hühnerauge bilden. Knoblauch löst dieses Fibringewebe auf und trennt das Hühnerauge von der Haut.[76]

Um ein Hühnerauge zu entfernen, schneiden Sie eine Scheibe einer Knoblauchzehe ab und reiben das Hühnerauge damit ein, sodass ihre Flüssigkeit die Stelle abdeckt. Dann die Scheibe mit einem Pflaster auf dem Hühnerauge fixieren. Das geht am besten über Nacht. Den Knoblauch am Morgen entsorgen und den Fuß waschen. Jede Nacht wiederholen. Nach etwa einer Woche sollte das Hühnerauge verschwunden sein. Das hängt natürlich davon ab, wie groß es ist. Bei größeren Hühneraugen mit stärker verhornter Haut dauert es länger.

## Trichomoniasis

*Trichomoniasis* ist eine weit verbreitete sexuell übertragbare Krankheit, ausgelöst vom Parasit *Trichomonas vaginalis*. Etwa 3,7 Millionen Menschen in den Vereinigten Staaten haben ihn, doch nur ungefähr 30 Prozent wissen das auch. Die meisten Fälle verlaufen asymptomatisch und bleiben daher unbemerkt.

Symptome bei Frauen sind faulig riechender vaginaler Ausfluss begleitet von genitalem Juckreiz, Schmerzen beim Geschlechtsverkehr und ein Brennen beim Wasserlassen. Bei Männern kann ein Juckreiz im Penis entstehen, Penisausfluss oder ein Brennen beim Wasserlassen oder Samenerguss. Den Parasiten bekommt man nur durch Genitalkontakt mit einer infizierten Person, die Inkubationszeit beträgt 5 bis 28 Tage. Bei beiden Partnern sind eine antibiotische Behandlung und sexuelle Enthaltsamkeit erforderlich, bis die Infektion abgeklungen ist, meistens nach etwa einer Woche.

Die Standardbehandlung erfolgt mit Metronidazol, einem gegen parasitäre Infektionen eingesetzten Medikament. Die FDA warnt nachdrücklich vor den Risiken und Nebenwirkungen, da es sich bei Ratten und Mäusen als krebserregend erwiesen hat. Es kann auch ernsthafte Beeinträchtigungen des Nervensystems hervorrufen und sollte nur angewendet werden, wenn es absolut notwendig ist. Folglich besteht ein großes Interesse daran, alternative Therapieformen zu finden.

Knoblauch als phytotherapeutischer Wirkstoff gilt hierfür als vielversprechend. Seine Auswirkungen auf die Vermehrung und Beweglichkeit von *Trichomonas vaginalis* wurden untersucht, indem man den Parasiten unterschiedlichen Mengen Knoblauchpulver aussetzte. Der Knoblauch verhinderte nach 24 Stunden mit der höchsten Dosis und nach 96 Stunden mit der niedrigsten Dosis sowohl die Vermehrung als auch die Beweglichkeit des Parasiten. Diese Ergebnisse lassen sich mit der Wirkung von Metronidazol vergleichen, obwohl eine größere Menge Knoblauch gebraucht wurde, um dieselben Resultate zu erzielen.[77] Knoblauch kann unbedenklich konsumiert werden und hat, falls überhaupt, nur leichte Nebenwirkungen. Daher kann er bei *Trichomonas*-Befall in Betracht gezogen werden, um nicht mehr nur auf Metronizadol angewiesen zu sein.

# Chagas-Krankheit

Eine Infektion mit den Parasiten *Trypansoma cruzi* löst die *Chagas*-Krankheit aus. Dieser Parasit stammt aus dem Kot von Raubwanzen, die nachts Menschen im Schlaf stechen, meistens im Gesicht. Nach dem Stich entleeren sie ihren Darm. Der Parasit *Trypansoma cruzi* findet mit dem Kot durch Schnitte oder Kratzer oder durch Augen und Mund den Weg in seinen Wirt. Er vermehrt sich und gelangt in den Blutkreislauf. Die Erstinfektion dauert etwa zwei Monate und verläuft meistens asymptomatisch. Oft wissen die Betroffenen nicht, dass sie infiziert sind. Manche jedoch haben violette und angeschwollene Augenlider oder eine Hautverletzung, empfinden Schmerzen an Kopf und Körper, Erschöpfung, Übelkeit oder geschwollene Drüsen. Wenn die Infektion nicht in der Anfangsphase behandelt wird, kann sie chronisch werden und Herz und Verdauungssystem beeinträchtigen. Hauptsächlich kommt die Krankheit in Lateinamerika vor, hat sich aber in den letzten Jahrzehnten bis in die USA und nach Kanada verbreitet. Die FDA hat vor Kurzem eine Behandlung mit Benznidazol im Anfangsstadium der Infektion zugelassen, einem Medikament, das den Parasiten nachweislich abtötet. Die Weltgesundheitsorganisation berichtet von unerwünschten Nebenwirkungen bei bis zu 40 Prozent der mit Benznidazol und Nifurtimox Behandelten, einem weiteren Medikament, das die FDA noch nicht zugelassen hat. In einem späteren Krankheitsstadium wirkt es nicht, doch es kann das Fortschreiten verlangsamen und Symptome abmildern.

Etwa sieben Millionen Menschen weltweit haben die *Chagas*-Krankheit. Die Zahl der Fälle in Nordamerika ist relativ niedrig, steigt jedoch. Die kürzliche erfolgte Zulassung der FDA von

Benznidazol, um den Parasiten in einem frühen Stadium dieser Krankheit abzutöten, ist sinnvoll und notwendig. Es kann aber eine Weile dauern, bis das Medikament zum Gebrauch zur Verfügung steht, und wird wahrscheinlich teuer sein, da es das einzige von der FDA zugelassene Medikament gegen *Chagas* ist. Für diejenigen, die jetzt Hilfe benötigen und die Lebensfähigkeit des Parasiten auf natürliche und kostengünstige Weise verringern wollen, kann Knoblauch die Antwort sein. Ajoene im Knoblauch erwies sich als hemmend für Wachstum und Vermehrung des Parasiten *Trypansoma cruzi* in verschiedenen Stadien seines Lebenszyklus. Es veränderte die intrazelluläre Membran des Parasiten, wodurch sie platzte und zum Tod des Parasiten führte.[78] Es könnte sich lohnen, Knoblauch zu konsumieren, um der *Chagas*-Krankheit vorzubeugen oder sie zu behandeln.

## Giardiasis

*Giardien* sind mikroskopisch kleine Parasiten, die in durch Fäkalien infizierter Tiere oder Menschen verunreinigten Böden, Nahrungsmitteln und im Wasser vorkommen. Sie sind überall auf der Welt verbreitet, oft in Gebieten mit schlechten hygienischen Standards, und sind eine häufige Ursache für durch Wasser übertragene Erkrankungen in den USA. Sie lauern in Seen und Flüssen, können aber auch in Leitungswasser, Whirlpools und Schwimmbädern gefunden werden.

*Giardien* leben im Darm und können Darmerkrankungen wie Krämpfe, Blähungen, Übelkeit und Durchfall hervorrufen. Die Infektion kann mehrere Wochen andauern, aber bei Darmbeschwerden ist es nicht unüblich, dass diese darüber hinaus bestehen bleiben. Nicht jeder hat Symptome, daher geben manche die Parasiten ohne ihr Wissen weiter. Bei ernsten Symptomen können Antibiotika zur Eliminierung des Parasiten eingenommen werden. Übelkeit und ein metallischer Geschmack im Mund sind verbreitete Nebenwirkungen von Antibiotika.

Wenn *Giardien* Menschen befallen, kann es zu Nährstoffmangel bei Kindern, Gewichtsverlust und einem angeschlagenen Immunsystem kommen. Da die Infektion so lang andauern und fortbestehende Auswirkungen haben kann, möchte man sie frühzeitig loswerden.

Knoblauchextrakt und einige seiner isolierten Verbindungen wie Allylalkohol und 2-Propen-1-Thyol zeigten Aktivität gegen *Giardien*. Diese Verbindungen nutzten verschiedene Wirkmechanismen, indem sie die Oberflächen- oder interne Struktur des Parasiten veränderten und ihn so schwächten.[79]

Allicin, ein sehr aktiver Inhaltsstoff in Knoblauch, der entsteht, wenn die Zehen klein geschnitten oder gepresst werden, zeigte ebenfalls antiparasitäres Verhalten gegenüber diesen Einzellern.[80] Der Konsum klein geschnittener Knoblauchzehen kann dazu beitragen, einer *Giardieninfektion* oder -erkrankung vorzubeugen oder die Genesung zu beschleunigen, indem die Überlebensfähigkeit des Parasiten gehemmt wird.

# Malaria

Der Biss einer weiblichen mit *Plasmodium* infizierten Anophelesmücke überträgt diese Parasiten auf Menschen. Sie gelangen in den Blutkreislauf und beginnen in der Leber, sich zu vermehren. Manche Malariaparasiten bleiben in der Leber, andere kommen wieder in den Blutkreislauf. Sie infizieren rote Blutkörperchen und wachsen und vermehren sich in ihnen weiter. Irgendwann werden die roten Blutkörperchen zerstört und neue Tochterparasiten werden freigesetzt. Der Kreislauf wird mit der Infektion anderer roter Blutkörperchen fortgesetzt. Die Inkubationszeit beträgt durchschnittlich zehn Tage, nach denen der menschliche Wirt Symptome zeigt. Fieber, Kopfschmerzen, Schüttelfrost, Schweißausbrüche, Erschöpfung und manchmal Krämpfe treten auf und können als Grippe fehldiagnostiziert werden, insbesondere in Gegenden, wo Malaria selten vorkommt.

In den Vereinigten Staaten werden jährlich 1700 Fälle diagnostiziert, meistens von Reiserückkehrern aus Ländern, in denen Malaria verbreitet ist. Wer in Malaria-Endemiegebiete reist, sollte darauf achten, ob Symptome auftreten, und sich sofort testen lassen, sollte dies der Fall sein. Unbehandelt können lebenswichtige Organe Schaden nehmen und in ernsten Fällen kann Malaria tödlich sein.

Die WHO empfiehlt eine Behandlung mit einer Artemisininbasierten Kombinationstherapie (ACT). Artemisinin wird aus dem Einjährigen Beifuß gewonnen. Innerhalb der drei ersten Infektionstage senkt Beifuß die Konzentration der Parasiten im Blut, und andere Medikamente werden angewendet, um den Rest zu eliminieren. Doch Malaria wird dieser Behandlung gegenüber allmählich immun und es stehen keine Alternativen zur Verfügung. Es gibt einen in Europa zugelassenen Impfstoff, der in den USA jedoch noch nicht verfügbar ist.

Mit der Vermehrung der medikamentenresistenten Stämme des Parasiten wird es immer wichtiger, eine Alternative zur derzeitigen Behandlungsform zu finden. Allicin aus Knoblauch ist eine der bekannten Verbindungen, die aktiv eine Infektion mit Malaria verhindern. Labortests zeigen, dass geringe Konzentrationen von Allicin die Fähigkeit der Parasiten, Wirtszellen zu besetzen, verhindert. Eine über vier Tage mündlich oder intravenös verabreichte Allicin-Zubereitung senkte die Anzahl an im Blut von Mäusen gefundenen Parasiten erheblich und alle Mäuse überlebten zehn Tage länger.[81]

Artemether ist ein Medikament gegen Malaria, das den Wirt in 98 Prozent der Fälle nach 150-mg-Injektionen an drei aufeinanderfolgenden Tagen vom Parasiten befreite.[82] In einer Studie mit von Malaria befallenen Mäusen wurde eine viel geringere Einzeldosis Artemether und im Anschluss drei Tage lang Knoblauchöl gegeben. 100 Prozent der Wirtstiere wurden vom Parasiten befreit und alle Mäuse überlebten.[83]

## Mukoviszidose

Die Erbkrankheit *Mukoviszidose* betrifft je etwa 30 000 Personen in den Vereinigten Staaten und in Europa und mehr als 70 000 Menschen weltweit. Ein defektes Gen verändert die Zusammensetzung der Drüsensekrete, was zu einem Schleim führt, der dickflüssig und klebrig ist statt dünnflüssig und gelähnlich. Dieser Schleim baut sich im Pankreas auf und blockiert die Wege der Verdauungsenzyme zum Darm. Die Nahrung wird nicht korrekt zersetzt und aufgenommen, woraus eine Fehlernährung resultieren kann. Zu häufigen Schwierigkeiten gehören auch blockierte Gallengänge, die Leberprobleme, Darmverschlüsse und Unfruchtbarkeit bei Männern verursachen können. Das am stärksten betroffene Organ ist die Lunge. Schleim verstopft die Atemwege und hält Bakterien fest, wodurch es zu regelmäßigen Lungenentzündungen, Lungenschädigung und schließlich Lungenversagen kommt. Bis heute gibt es keine Heilung, doch mittlerweile haben Betroffene eine Lebenserwartung von etwa 60 Jahren. Etwa 90 Prozent der Patienten sterben an chronisch obstruktiver Lungenerkrankung. Ein täglicher Behandlungsplan, der die Atemwege frei macht, ist unabdingbar. Eine Inhalation antibiotischer Medikamente kann zur Bekämpfung von Lungenentzündungen eingesetzt werden.

*Pseudomonas aeruginosa* sind Bakterien, die oft zu chronischen Lungenentzündungen bei Mukoviszidosepatienten führen. Wenn sie in die Lunge gelangen, bilden sie antibiotikaresistente Mikrokolonien. Auch die weißen Blutkörperchen des Wirts haben gegen diese bakterielle Infektion nichts auszurichten. Als *Pseudomonas aeruginosa* im Beisein eines Knoblauchextrakts gezüchtet wurde, stieg die Empfänglichkeit der Bakterien sowohl für Tobramycin, ein gegen Lungenentzündungen eingesetztes Antibiotikum, als auch für die weißen Blutkörperchen. Eine Knoblauchanwendung bei Mäusen zwei Tage vor und fünf Tage nach der Ansteckung mit *Pseudomonas aeruginosa* senkte die Anzahl der Bakterien erheblich.[84] Knoblauchkonsum kann die Funktion des Immunsystems zur Beseitigung der Infektion sowie das Ansprechen dieser Bakterien auf die Behandlung mit Antibiotika erhöhen.

# Diabetes

Diabetes ist eine Erkrankung, bei der die Art, wie der Körper mit Glukose umgeht, beeinträchtigt ist, was zu hohen Werten dieses Zuckers im Blut führt. Es gibt Typ-1-Diabetes, bei dem das Pankreas wenig oder gar kein Insulin produziert, Typ-2-Diabetes, bei dem das Pankreas Insulin produziert, aber der Körper es nicht so gut verarbeiten kann wie nötig, und Schwangerschaftsdiabetes, einen zu hohen Blutzuckerwert bei Schwangeren. Manche Personen sind genetisch prädisponiert für Diabetes, jedoch ist auch Übergewicht ein Risikofaktor. Durst, häufiger Urindrang, Erschöpfung, Kribbeln, Taubheit in Händen oder Füßen und verschwommenes Sehen können alles Anzeichen für Diabetes sein. Zum Umgang mit Diabetes gehören Sport, eine Verbesserung der Ernährung und die Kontrolle des Blutzuckerspiegels. Viele Betroffene benötigen täglich Insulininjektionen.

Knoblauch senkt den Nüchternblutzucker. So erhielten Patienten mit Typ-2-Diabetes entweder Knoblauchtabletten zusammen mit Metformin, einem antidiabetischen Medikament, oder Placebotabletten zusammen mit Metformin. Nach 24 Wochen stellte man bei den Patienten, die die Knoblauchtabletten erhalten hatten, einen erheblichen Rückgang der Nüchternblutzuckerwerte fest, verglichen mit den Patienten in der Placebogruppe. Interessanterweise konnte der Knoblauch auch den Gesamtcholesterinwert von LDL-Cholesterin und Triglyceriden senken und das HDL-Cholesterin (Lipoprotein mit hoher Dichte) erhöhen.[85] Das ist besonders bei Diabetikern mit ungewöhnlich hohen Fettwerten wichtig, da es das Risiko einer Erkrankung der Herzkranzgefäße herabsetzt. Knoblauch kann beim Management von Diabetes und den damit assoziierten Herz-Kreislauf-Beschwerden verwendet werden.

## Erhöhtes Cholesterin

Cholesterin ist eine fettähnliche Substanz in den Zellen. Der Körper benötigt es zur Herstellung von Vitamin D, Hormonen und Gallensäure, die bei der Nahrungszersetzung hilft. Wir produzieren Cholesterin selbst, nehmen es aber über gesättigte Fette und cholesterinhaltige Nahrungsmittel zusätzlich auf. Es gibt zwei Formen: HDL (das gute) und LDL (das schlechte). Ein Cholesterinwert gilt als erhöht, wenn man hohe Cholesterinwerte im Blut hat, sowohl von HDL als auch von LDL.

Wenn zu viel LDL-Cholesterin im Körper ist, kann es sich in den Arterien ansammeln und das Risiko einer koronaren Herzerkrankung erhöhen. In den Gefäßen lagert sich cholesterinhaltige Plaque ab und verursacht eine teilweise oder vollständige Verstopfung, die zu verengten und verhärteten Gefäßen führt. Das kann einen Herzinfarkt oder Schlaganfall auslösen. Statine sind Arzneistoffe, die üblicherweise zur Senkung des LDL-Cholesterins verschrieben werden. Ihre Einnahme kann jedoch Verdauungsprobleme und Muskelentzündungen hervorrufen.

Cholesterinwerte reagieren gut auf Ernährungsumstellungen. Nahrung mit wenigen gesättigten Fetten und weniger tierische Produkte zu sich zu nehmen, von denen das durch die Nahrung aufgenommene Cholesterin stammt, wirkt Wunder. Der Konsum von Knoblauch kann ebenfalls zur Verbesserung der Cholesterinwerte beitragen. Patienten mit koronarer Herzkrankheit erhielten drei Monate lang täglich Knoblauch beziehungsweise ein Placebo. Bei denjenigen, die Knoblauch konsumiert hatten, reduzierten sich die Serumcholesterin- und Triglyceridwerte und ihr HDL-Cholesterol erhöhte sich deutlich.[86]

Auch Diabetespatienten leiden an abweichenden Fettwerten. Eine Patientengruppe erhielt Knoblauch und Metformin, ein Medikament zur Behandlung von Typ-2-Diabetes, eine andere Gruppe Placebo und Metformin. Nach 24 Wochen wies die Knoblauchgruppe insgesamt weniger Cholesterin, einen niedrigeren LDL-Cholesterinwert, niedrigere Triglyceridwerte und höhere HDL-Werte auf als die Placebogruppe.[87] Knoblauch kann unbedenklich allein oder kombiniert mit Antidiabetika zur Regulierung der Cholesterinwerte verwendet werden.

## Diphtherie

*Diphtherie* ist eine ernst zu nehmende ansteckende Bakterieninfektion, die durch *Corynebacterium diphtheria* verursacht wird. Meistens wird diese übertragen, wenn man Tröpfchen aus dem Atem einer infizierten Person einatmet. Die Bakterien setzen sich an den Wänden des Atmungsapparats fest und produzieren ein Toxin, das gesundes Gewebe zerstört. Eine gräuliche Schicht aus totem Gewebe bedeckt Nase und Mund und erschwert das Atmen und Schlucken. Begleitet werden diese Symptome von Fieber, geschwollenen Drüsen, Halsschmerzen und allgemeiner Schlappheit. Manche Personen tragen die Bakterien in sich und weisen keine Symptome auf, sind aber dennoch ansteckend. Das Toxin kann in den Blutkreislauf gelangen und Herz, Nerven und Nieren schädigen. Inzwischen gibt es einen Impfstoff zur Prävention, und in Nordamerika gibt es relativ wenige Krankheitsfälle. In anderen Teilen der Welt, die keinen Zugang zum Impfstoff haben, betrifft *Diphtherie* noch immer Tausende Menschen. Bei Ansteckung werden Antitoxine und Antibiotika verabreicht, um das Gift zu stoppen und die Bakterien abzutöten.

Als erste Maßnahme sollte man eine Diphtherieimpfung in Betracht ziehen. Wer sich gegen eine Impfung entscheidet oder in einem Teil der Welt lebt, in dem der Impfstoff nicht verfügbar ist, kann ein altes Heilmittel mit Knoblauch ausprobieren. Ein 1918 in Chicago veröffentlichtes Buch erwähnt Knoblauch als Mittel gegen *Diphtherie*. Es heißt, dass es »besser als alles andere hierfür Empfohlene funktioniert«. Hierfür solle man eine Knoblauchzehe in den Mund nehmen und gelegentlich leicht darauf beißen, um etwas Saft frei zu setzen. Ist die Zehe vollständig zerkaut, schluckt man sie hinunter und nimmt eine neue in den Mund. Eine Knoblauchzehe wird etwa eine Stunde lang verwendet. Der Autor behauptet, dass die gräuliche Deckschicht auf Nase und Hals nach mehreren Stunden verschwindet. Das Fieber sollte zurückgehen und die Körpertemperatur ein paar Stunden später wieder völlig normal sein. Da Diphtheriepatienten den Knoblauch weder riechen noch schmecken können, sollte diese Anwendung für viele Personen umsetzbar sein.[88] Wenn die Knolle aber zu scharf ist, kann man frischen Knoblauchsaft mit einer süßen Flüssigkeit oder Marmelade vermischen und diese Mischung in den Mund nehmen. Auch diese Methode sollte über mehrere Stunden wiederholt werden.

## Escherichia coli

*Escherichia coli (E. coli)* sind Bakterien, die normalerweise im Darm von Mensch und Tier leben. Viele Typen von *E. coli* sind harmlos und wichtig für die Gesundheit des Verdauungstrakts. Manche Spezies aber erregen Krankheiten und verursachen blutige Durchfälle, Harnwegsinfektionen, Anämie oder Nierenversagen. Man kann sich mit *E. coli* anstecken, wenn man Kontakt mit infizierten Personen oder Tieren hat oder Essen oder Wasser konsumiert, das die Bakterien enthält. *E. coli* können Fleisch bei der Verarbeitung verunreinigen, und wenn es nicht auf mindestens 70 °C erhitzt wird, überlebt das Bakterium und steckt den Konsumenten an. Manchmal verbreiten Kühe die Bakterien in ihrer Milch, wenn sie durch ihre Euter fließt. Wird die Milch nicht pasteurisiert, leben die Bakterien weiter und sind eine Gefahr. Auch rohes Obst und Gemüse kann aufgrund des Kontakts mit kontaminiertem Wasser oder kontaminierten Personen *E.-coli*-Bakterien enthalten.

Drei oder vier Tage nach der Aufnahme von *E. coli* zeigen sich Symptome einer Lebensmittelvergiftung. Meist klingen sie nach ungefähr einer Woche ab.

Es ist zwingend erforderlich, Fleisch gründlich abzuwaschen und auf die richtige Temperatur zu erhitzen, um sämtliche *E.-coli*-Spuren zu beseitigen. Wenn es zur Vergiftung gekommen ist, kann man diese Bakterien mit Knoblauch vernichten. Knoblauchpulver aus gereiftem Knoblauch tötete *E. coli* innerhalb von 24 Stunden wirkungsvoll ab, Pulver aus frischem Knoblauch sogar innerhalb von sechs Stunden.[89] Knoblauch kann auch synergistisch mit den Antibiotika Gentamicin[90] und Streptomycin wirken.[91] Eine parallele Einnahme von Knoblauch und diesen Antibiotika sollte zu einer schnellen Heilung einer Infektion mit *E. coli* führen.

Frischer Knoblauchsaft kann zusammen mit gefiltertem Wasser als Spray für Gemüse und Obst verwendet werden, um jegliche Bakterien auf den Oberflächen zu vernichten. Nach der Desinfektion sollte man den Saft gut abwaschen, um den Knoblauchgeruch zu entfernen.

## Listeriose

*Listeriose* ist eine durch die Aufnahme des Bakteriums *Listeria monocytogenes* mit der Nahrung verursachte ernsthafte Infektion. Diese Bakterien gelangen meist durch Wurstwaren, Hot Dogs, nicht pasteurisierte Milch und Weichkäse in den Menschen. Die Mehrzahl der Menschen, die mit diesen Bakterien in Kontakt geraten, erkrankt nur leicht und hat eventuell Muskelschmerzen, Kopfschmerzen, Übelkeit und Durchfall. Schwangere Frauen müssen während der Schwangerschaft sehr vorsichtig sein, da *Listeria* für den Fötus und das neugeborene Kind lebensbedrohlich sein kann. Auch Menschen mit einem geschwächten Immunsystem haben ein höheres Risiko ernster oder lebensbedrohlicher Komplikationen. Normalerweise wird hier nicht medikamentös interveniert, doch bei Hochrisikopatienten werden häufig Antibiotika verschrieben.

Chouriço de vinho ist eine traditionelle portugiesische Wurst aus grobem Hackfleisch und Fett, die tagelang in Wein und Gewürzen mariniert wird. Dann reift sie vier Wochen lang bei niedrigen Temperaturen. In dieser Zeit können *Listerien* in der Wurst wachsen und dann für Konsumenten eine gesundheitliche Bedrohung darstellen.

Man fand heraus, dass durch die Hinzugabe von Knoblauchpulver oder frischem Knoblauchsaft in die weinbasierte Marinade die *Listeria*-Menge gering blieb, was die Sicherheit dieses Produkts gewährleistet.[92] Bereitet man für Listerienwachstum anfällige Nahrungsmittel mit Knoblauch zu, kann das die Anzahl der Bakterien senken und eine Ansteckung der Konsumenten verhindern.

# Karies

Im Mund tummeln sich viele Bakterien. Manche helfen uns, andere richten Schaden an. Die schädlichen Bakterien bilden eine klebrige, farblose Substanz, die Plaque genannt wird und an Zähnen und Zahnfleisch haftet. Plaque ernährt sich von Zucker und Stärke, daher versorgt fast jede Mahlzeit die Plaque mit neuem Futter zum Wachsen. Aufgrund ihrer zuckerreichen Ernährung produzieren die Bakterien Säuren. Diese Säuren demineralisieren die Oberfläche des Zahns, da sie dem Zahnschmelz Kalzium und Phosphat entziehen. Der Speichel versucht, die Säuren zu neutralisieren und die fehlenden Mineralien zu liefern, sodass der Zahnschmelz seine Mineralvorräte wiederauffüllen kann. Läuft die Demineralisation schneller ab als die Remineralisation, fault der Zahn und bekommt Löcher, die sogenannte Karies. Karies ist ein großes gesundheitliches Problem und betrifft bis zu 90 Prozent der Schulkinder und die meisten Erwachsenen. Die einzige Behandlung für Karies ist ein Entfernen der faulen Stellen durch Bohren und anschließendes Auffüllen mit Kompositen, Porzellan oder Amalgam.

Ist eine Karies vorhanden, kann der Prozess nicht rückgängig gemacht werden. Am besten vermeidet man die Zahnfäule, bevor sie überhaupt beginnt. Eine gute Mundhygieneroutine ist essenziell, dazu sollten einmal täglich die Anwendung von Zahnseide und zweimal täglich Zähneputzen gehören. Auch eine verringerte Zuckeraufnahme hilft, die Säureabgabe der Bakterien zu reduzieren, die die Erosion des Zahnschmelzes herbeiführen.

Es gibt viele Mundspülungen zu kaufen, deren Inhaltsstoffe Bakterien entfernen können, aber unter den möglichen Nebenwirkungen sind Erbrechen, Durchfall, Zahnverfärbungen und

Störungen der Mund- und Darmflora. Natürliche pflanzliche Wirkstoffe wie im Knoblauch können die Zahnfäule effektiv mit viel weniger Nebenwirkungen verhindern. In einer Untersuchung wurde eine Knoblauch-Kalk-Lösung mit Chlorhexidin (antiseptisch), Natriumfluorid (remineralisierend), Fluorid mit Ölen (remineralisierend und antiseptisch) und Alaun (antiseptisch) hinsichtlich ihrer Fähigkeiten, die Karies verursachenden Bakterien zu zerstören, verglichen. Nach Chlorhexidin stellte sich die Knoblauch-Kalk-Lösung als effizienteste Mundspülung heraus, die unerwünschte Bakterien zerstört und die Zähne vor dem Verfaulen schützt.[93] Knoblauch wirkt auch bei gegen viele Medikamente resistenten Stämmen von *Streptococcus mutans*, die zu Karies beitragen. Von 92 Isolaten dieser Bakterien aus kariösen Zähnen waren 30 Prozent gegen vier oder mehr Antibiotika resistent. Keins war gegen Knoblauch resistent.[94] Knoblauch zu einem Bestandteil von Mundspülungen oder Zahnpasta zu machen, könnte helfen, das Auftreten von Karies zu verringern.

## Salmonellenvergiftung

Diese Lebensmittelvergiftung wird von den *Salmonella*-Bakterien ausgelöst, die über verseuchte Nahrung in den Körper gelangen. Geflügel, Rind, Milch, Eier und sogar Gemüse können bei der Verarbeitung infiziert werden. Salmonellen findet man auch in manchen Haustieren, Küken, Reptilien, Hamstern und anderen kleinen Nagetieren. Um einer Infektion vorzubeugen, sollte man sich die Hände waschen, nachdem man diese Tiere angefasst hat. Kommt es zu einer Vergiftung mit Salmonellen, tritt diese für gewöhnlich innerhalb von 12 bis 72 Stunden nach Aufnahme im Körper auf. Durchfall, Magenkrämpfe und Fieber treten auf und können bis zu einer Woche dauern. Die Symptome klingen nach einer Weile ganz ohne Behandlung ab.

Es ist nicht erkennbar, ob Lebensmittel Salmonellen enthalten, da das Essen normal aussieht und riecht. Die beste Maßnahme ist Vorbeugung, waschen Sie also alle Lebensmittel vor dem Konsum gründlich ab.

Versuchen Sie es, falls Sie eine Salmonellenvergiftung erleiden, mit Knoblauch. Er ist antibakteriell und hat sich als effizient bei der Zerstörung von Salmonellen durch eine Störung der DNA- und RNA-Synthese erwiesen.[95] Das verhindert eine Vermehrung und stoppt die Ausbreitung der Infektion. Knoblauchpulver ist auch wirkungsvoll bei der Zerstörung von Salmonellen, es können also auch Knoblauchkapseln statt frischem Knoblauch verwendet werden, falls der Appetit stark beeinträchtigt ist. Bei manchen Produkten können im Herstellungs- oder Verarbeitungsprozess Bakterien wachsen. Dazu gehört Chouriço de vinho, eine getrocknete Schweinewurst. Während ihrer Herstellung können Bakterien ins Fleisch gelangen und wachsen, wodurch sie das Produkt verderben und den Konsumenten gefährden. Die Hinzugabe von frischem Knoblauchsaft und Knoblauchpulver in die Marinade und in die probiotische Starterkultur konnte die Anzahl der Salmonellen in der Brühe im Herstellungsprozess regulieren. Knoblauch als Zutat in der Marinade wird empfohlen, um die Sicherheit des fertigen Produkts zu gewährleisten.[96]

Daher kann Knoblauch als geschmackvolle Zutat bei der Lebensmittelzubereitung mit dem Bonus der Bakterienregulierung verwendet werden. Bei Salmonellenvergiftung kann man ihn zu sich nehmen, um die Infektion schneller loszuwerden.

## Staphylokokken-Infektion

Es gibt mehr als 30 bakterielle *Staphylokokken*-Infektionen, die meisten jedoch verursacht *Staphylococcus aureus* (*S. aureus*). Dieses Bakterium ist verantwortlich für Hautentzündungen, Lungenentzündung, Lebensmittelvergiftungen, Blutvergiftung und das toxische Schocksyndrom. Hautinfektionen sind weit verbreitet und meistens sehr klein. Sie sehen aus wie Pickel, Bläschen oder Furunkel. Ernstere Infektionen jedoch können sich als rote, geschwollene Ausschläge mit Eiter oder Ausfluss äußern. Viele Menschen haben diese Bakterien ohne Symptome auf ihrer Haut oder in ihrer Nase. Die Bakterien gelangen durch Schnitte oder Kratzer in die Haut, daher ist es wichtig, Wunden sauber zu halten und sich regelmäßig die Hände zu waschen. Gelangen die Bakterien in den Blutkreislauf, können in vielen Organen Infektionen auftreten und lebensbedrohlich werden. Gegen leichtere *Staphylokokken*-Infektionen werden meist Antibiotika verabreicht. Ernste Erkrankungen erfordern eine klinische Behandlung.

Viele Varianten sind antibiotikaresistent geworden. Es bedarf neuer Behandlungsmethoden, um diese allgegenwärtigen Bakterien zu bekämpfen.

Die antibakterielle Aktivität von Knoblauchpulver verhindert das Wachstum von *S. aureus*,[97] ebenso wie die Knoblauchverbindung Ajoene.[98] Ziehen Sie bei der Essenszubereitung, insbesondere bei Fleisch oder Milchprodukten, in Betracht, Knoblauch zu verwenden, wenn er zu den anderen Aromen passt. Der Knoblauch schützt vor einer Erkrankung, indem er die *Staphylokokken* daran hindert, sich bis zu einer gefährlichen Anzahl zu vermehren. Knoblauch, der mit Burgerfleisch aus dem Kühlschrank oder der Tiefkühltruhe zusammen verarbeitet wurde, behinderte massiv das Wachstum der *Staphylokokken*.[99] So kann er die Aufbewahrungszeit für Hamburger verlängern und das Risiko für *Staphylokokken*-Infektionen reduzieren.

## Tuberkulose

Tuberkulose ist eine durch das Bakterium *Mycobacterium tuberculosis* verursachte Krankheit. Es wird übertragen, wenn eine infizierte Person beim Husten, Niesen, Lachen, Spucken oder Sprechen bakterienhaltige, mikroskopisch kleine Tröpfchen ausstößt. Werden diese Tröpfchen inhaliert, finden die Bakterien einen neuen Wirt.

An die 13 Millionen Menschen in den USA haben die Tuberkulosebakterien als schlummernde Erreger. Das heißt, sie sind im Körper vorhanden, jedoch inaktiv und ohne Symptome. Diese Form ist nicht ansteckend, kann jedoch zu einer aktiven Tuberkulose werden und muss daher auch behandelt werden.

Aktive Tuberkulose ist ansteckend, weil die Bakterien sich vermehren und die Lungen sowie manchmal auch andere Körperteile befallen. Ein chronischer Husten, blutig oder unblutig, Brustschmerzen, Fieber, Erschöpfung und Nachtschweiß treten auf. Tuberkulose ist weltweit die tödlichste aller Infektionskrankheiten und die häufigste Todesursache bei HIV-positiven Personen.

Derzeit verordnete Antibiotikabehandlungen funktionieren sechs bis neun Monate, es sei denn, der Stamm ist resistent, woraufhin für bis zu 30 Monate eine Kombination mehrerer Antibiotika verschrieben wird. Viele Stämme von Tuberkulosebakterien sind bereits gegen eines oder mehrere dieser Medikamente resistent, und die Sorge, dass noch mehr Bakterien die Medikation überstehen könnten, macht die Zukunft der Tuberkulosebehandlung ungewiss.

Knoblauch hat sich als tuberkulosewidriges Mittel erwiesen und antibakterielle Aktivität gegen *Mycobacterium tuberculosis* gezeigt.[100] Eine der für diese Aktivität verantwortlichen Komponenten im Knoblauch ist Allicin. Menschliche weiße Blutkörperchen, die mit Allicin behandelt werden, unterdrückten die Aktivität von Tuberkulosebakterien.[101] Beim Menschen heißt das, die chronische Lungenentzündung könnte eingedämmt oder ganz eliminiert werden. Selbst medikamentenresistente Stämme sprechen auf Knoblauch an. 15 von ihnen wurden im Beisein von Knoblauch untersucht und ihre Aktivität wurde unterbunden.[102] Knoblauch sollte in den Behandlungsplan von Personen sowohl mit schlummernder als auch aktiver Tuberkulose aufgenommen werden, insbesondere, wenn medikamentenresistente Varianten vorhanden sind.

## Arthrose

Arthrose ist in den USA die häufigste körperliche Behinderung und betrifft über 50 Millionen Menschen. Arthrose ist durch eine Entzündung der Gelenke gekennzeichnet.

Die Gelenke sind die Verbindungen zwischen den Knochen, die Bewegungen ermöglichen, und werden durch Knorpel »gepolstert«, die dafür sorgen, dass das Gelenk sich geschmeidig und reibungslos bewegen kann. Bei Arthrose ist der Knorpel geschädigt und verursacht die Entzündung. Im Gelenk wird zusätzliche Flüssigkeit produziert und eine Schwellung entsteht. Diese Krankheit betrifft durch natürliche Abnutzung und Verschleiß viele Menschen im Lauf ihres Lebens. Erblichkeit spielt ebenfalls eine Rolle, außerdem Verletzungen oder Krankheiten. Betroffene leiden unter schmerzhaften, knirschenden, steifen und geschwollenen Gelenken, und ihre Beweglichkeit ist eingeschränkt, insbesondere an Händen, Füßen, Wirbelsäule, Hüften und Knien. Um die Symptome etwas zu lindern, wird empfohlen, die Knorpelbelastung zu reduzieren. Das umfasst Gewichtsverlust und das Vermeiden bestimmter Aktivitäten. Das Ziel der Behandlung ist eine Schmerz- und Entzündungsminderung, damit die Betroffenen sich besser bewegen können. Es gibt Medikamente in Form von Tabletten, Cremes, Gels sowie Injektionen in das erkrankte Gelenk. Als Nebenwirkungen kann es zu Verdauungsbeschwerden wie Magenschmerzen, Durchfall oder sogar Magengeschwüren kommen.

Behandelt wird oft mit antientzündlichen Verbindungen. Diallylsulfid aus Knoblauch ist eine solche Verbindung und zeigte entzündungsverringernde Reaktionen in Gelenkgewebe.[103] Diese Ergebnisse stützt eine weitere Studie, bei der die Ernährung in einer großen Gruppe Zwillinge analysiert wurde. Sie zeigte, dass ein hoher Knoblauchkonsum vor der Entwicklung von Arthrose schützte, indem er Enzyme hemmte, die Knorpelgewebe in gesunden Knorpelzellen schwächen.[104] Falls Sie an Arthrose leiden, binden Sie Knoblauch in Ihre Ernährung ein, um Schwellungen und Gelenksschmerzen zu verringern.

## Gicht

Gicht ist eine Form der Arthritis, die zu ernsthaften Schmerzen, Empfindlichkeit und dem Anschwellen von Gelenken, meistens an der Unterseite des großen Zehs, führt. Ein Anfall kann plötzlich und immer wieder auftreten, bis die Gicht behandelt wird. Sie wird durch hohe Harnsäurekonzentrationen im Blut verursacht, die dazu führen, dass sich Harnsäurekristalle in den Gelenken ablagern. Diese Kristalle sind scharf und spitz wie eine Nadel und sorgen für Schmerzen, Rötungen und Schwellungen. Medikamente behandeln akute Schübe und beugen zukünftigen Schüben vor. Dazu zählen nichtsteroidale Entzündungshemmer, Corticosteroide und Colchicin zur Senkung der Schmerzen und der Entzündung. Andere Medikamente, die die Harnsäureproduktion blockieren, können Patienten mit starken Schmerzen ebenfalls verschrieben werden. Bekannte Nebenwirkungen sind Magenschmerzen, Übelkeit, Erbrechen, Durchfall, Stimmungsschwankungen, Hautausschläge und Nierensteine.

Knoblauch hat sich als erfolgreich bei der Linderung der Symptome anderer Arthritisformen wie *Osteoarthritis* und *rheumatoide Arthritis* erwiesen. In erster Linie verringert er die Entzündung und lindert Schmerzen. Zwar gibt es keine Studien hinsichtlich der Effektivität von Knoblauch bei der Linderung der Gichtsymptome, doch viele Leute schwören darauf. Wahrscheinlich wirkt Knoblauch antientzündlich und mindert mit Gicht zusammenhängende Schwellungen, Rötungen und Schmerzen. Kauen Sie mehrere rohe Knoblauchzehen täglich. Wenn der rohe Knoblauch zu scharf ist, probieren Sie mal aus, die Zehen fünf Minuten zu kochen und das Wasser zu trinken, sobald es eine angenehme Temperatur erreicht hat. Das kann man mehrmals täglich machen, bis die Gichtsymptome verschwunden sind.

## Osteoporose

Osteoporose ist eine Knochenkrankheit, bei der der Körper nicht genug neues Knochengewebe produzieren kann, um altes zu ersetzen. Der Knochenstoffwechsel von Ab- und Aufbau der Knochensubstanz ist im Körper ständig in Gang und bei Osteoporose-Patienten verringert sich die Knochenmasse im Lauf der Zeit. Eine verringerte Knochenmasse und -dichte führt zu geschwächten Knochen, die leichter brechen können. Da Frauen eine geringere Knochenmasse haben, ist die Erkrankung unter Frauen stärker verbreitet. Sie gilt als stille Krankheit, da sie keine Symptome verursacht und die Diagnose oft erst nach einem Knochenbruch gestellt wird.

Die Krankheit ist erblich; wenn also ein Eltern- oder Großelternteil Osteoporose hat beziehungsweise hatte, ist die Wahrscheinlichkeit, dass die nächste Generation ebenfalls erkrankt, höher. Auch bestimmte Krankheiten und Medikamente können die Wahrscheinlichkeit erhöhen, Osteoporose zu entwickeln. Eine gesunde Ernährung mit genügend knochenbildenden Mineralstoffen, Krafttraining und Medikamente werden zum Umgang mit der Krankheit und zur Behandlung empfohlen.

Die Osteoporose-Stadien bei Menschen können von weiblichen Ratten, bei denen die Eierstöcke entfernt wurden, in Studien zum Knochenschwund abgeleitet werden. Mehrere Studien fanden heraus, dass Knoblauchöl die Zerstörung des Knochengewebes[105] unterdrücken und den durch Östrogenmangel verursachten Knochenmineralverlust verhindern kann.[106] Knoblauchöl wurde sogar mit Lovastatin verglichen, einem Statin-Medikament, das beim Knochenaufbau hilft, und 17-beta-Estradiol, einem Hormon, das Osteoporose effizient verhindert. Wie diese beiden verschreibungspflichtigen Mittel führte Knoblauchöl, das einer Gruppe weiblicher Ratten verabreicht wurde, zu geringerem Knochenschwund und höherer Knochendichte sowie höherem Mineralgehalt im Knochen verglichen mit der Gruppe, die kein Knoblauchöl erhalten hatte.[107] Anscheinend wirkt Knoblauch ähnlich wie Phytoöstrogene, und Frauen können ihn während und nach der Menopause über die Ernährung zu sich nehmen, um Knochenverlust und die Entwicklung von Osteoporose zu verhindern.

## Rheumatoide Arthritis

*Rheumatoide Arthritis*, umgangssprachlich Rheuma, ist eine Autoimmunerkrankung, bei der das Immunsystem fälschlicherweise eigenes Körpergewebe angreift. Die Gelenke schwellen schmerzhaft an, es kann im Lauf der Zeit zu Knochenerosion und Gelenkverformung kommen. Symptome können sich auf gelenkfernes Gewebe ausbreiten. Die Ursachen sind nicht bekannt, man vermutet genetische Faktoren sowie Umwelteinflüsse. Diese chronische Erkrankung ist nicht heilbar und wird meist medikamentös behandelt. Nichtsteroidale, antientzündliche Medikamente, Steroide oder krankheitsverändernde antirheumatische Mittel können zur Reduktion von Schmerzen, Schwellungen und Gewebeschäden verschrieben werden. Mögliche Nebenwirkungen sind Verdauungsprobleme, Leber- und Nierenschäden, Herzprobleme, Knochenschwund, Diabetes, Gewichtszunahme und ernsthafte Lungenentzündungen.

Die antientzündlichen Eigenschaften von Knoblauch können Schwellungen und Schmerzen in den vom Rheuma befallenen Gelenken lindern. In einer russischen Studie erhielten 15 Rheumapatienten über vier bis sechs Wochen Knoblauchtabletten. Eine gleich starke Kontrollgruppe erhielt eine konventionelle Therapie. Am Ende des Untersuchungszeitraums bemerkten 86,5 Prozent der Personen aus der Knoblauchgruppe Verbesserungen bei ihren Symptomen. Bei der Kontrollgruppe lief es weniger gut.[108]

Knoblauch wirkt auch als Antioxidans und kann oxidative Belastungen und Verletzungen durch freie Radikale in den Gelenken verringern. Methotrexat wird zur Behandlung von Symptomen der *rheumatoiden Arthritis* eingesetzt, kann jedoch die Nieren schädigen. Eine siebentägige Knoblauchbehandlung von Ratten, denen Methotrexat gespritzt wurde, zeigte, dass die antioxidative Wirkung des Knoblauchs die Nieren schützte und Veränderungen in ihrer Struktur verhinderte.[109] Knoblauch kann zur Symptomreduktion allein verwendet werden oder in Kombination mit konventionellen Medikamenten zur Abschwächung der negativen Nebenwirkungen.

## Sklerodermie

Die *Sklerodermie* ist eine chronische Bindegewebserkrankung, an der etwa 300 000 Amerikaner leiden (Anm. der Redaktion: In Deutschland erkranken weniger als 50 Menschen pro 100 000 Einwohnern an *Sklerodermie*). Sie tritt häufiger bei Frauen als bei Männern auf und wird meistens zwischen 25 und 55 Jahren diagnostiziert, wobei auch Kinder daran erkranken können.

Sie ist die Folge einer Überproduktion von Kollagen, einem faserbündelnden Eiweiß, das dem Gewebe Stärke und Dehnbarkeit verleiht. An der abweichenden Kollagenproduktion ist das Immunsystem beteiligt, und die Forschung hat entdeckt, dass es ein Empfänglichkeitsgen gibt, das die Wahrscheinlichkeit erhöht, die Krankheit zu bekommen – es ist jedoch nicht die Ursache. Es gibt zwei Arten: die *zirkumskripte Sklerodermie* und die *systemische Sklerodermie*. Erstere ist relativ mild und betrifft nur ein paar Stellen auf der Haut, an denen sie Verhärtungen verursacht. Die zweite ist umfangreicher und befällt das Bindegewebe in vielen Körperteilen, auch inneren Organen. Sie können hart werden und ihre Funktion nicht mehr ausüben. Die Hautprobleme werden mit der Zeit besser, doch Schäden an inneren Organen neigen dazu, sich zu verschlechtern. Es gibt keine Heilung für *Sklerodermie*, jedoch Medikamente zur Weitung der Blutgefäße, Verhinderung von Sodbrennen, Schmerzlinderung oder zur Unterdrückung des Immunsystems. Körperliche Therapie kann Kraft und Beweglichkeit verbessern.

Diese unheilbare Krankheit muss kontinuierlich behandelt werden, um die bestmögliche Lebensqualität zu gewährleisten. Medikamente strapazieren den Körper und viele neue Symptome können sich entwickeln. Die Verwendung eines natürlichen Produkts wie Knoblauch als Zusatztherapie könnte helfen, die Symptome zu lindern und sogar die Häufigkeit oder Dosierung der Medikation zu reduzieren.

Knoblauch wird in der Traditionellen Europäischen Medizin (TEM) wegen seiner gesundheitlichen Vorteile sehr geschätzt und zur Anregung des Blutkreislaufs eingesetzt. Studien zeigen, dass Knoblauch einen Einfluss auf die Funktion der Blutgefäße hat. Diese Eigenschaft ist für *Sklerodermie* von Bedeutung, da ein beeinträchtigter Blutkreislauf eines der Symptome vieler systemischer Patienten ist. Periphere Blutgefäße wie Finger und Zehen werden schwach durchblutet.

Standardbehandlungen sind oft nicht ausreichend, um die Situation zu verbessern, aber eine Studie macht Hoffnung auf Antworten. In der Studie erhielten *Sklerodermie*-Patientinnen sieben Tage zusätzlich zu ihrer aktuellen Therapieform 900 Milligramm getrocknetes Knoblauchpulver beziehungsweise ein Placebo. Der Knoblauch reduzierte verklumpte Blutplättchen und senkte Anhäufungen roter Blutkörperchen erheblich. Die Durchblutung verbesserte sich, und man stellte unmittelbar eine Erwärmung der Hauttemperatur rund um die betroffenen Stellen herum fest.[110] Für *Sklerodermie*-Patienten, die unter kalten Fingern und Zehen leiden, lohnt es sich, Knoblauch in ihren täglichen Speiseplan aufzunehmen.

## Grippe

Die Grippe ist eine durch die *Influenza-A*- und *Influenza-B*-Viren verursachte Krankheit. Sie ist ansteckend und es genügt, wenn man eine mit dem Virus behaftete Oberfläche berührt und ihn dann zu Mund und Nase transportiert. Hier nistet sich der Virus in den Schleimhäuten ein und beginnt, sich zu vermehren. Wenn infizierte Personen husten oder niesen, wird er durch die Luft übertragen. Allein das Einatmen dieser Luft kann eine Infektion auslösen.

Die Symptome können mild oder schwer und in manchen Fällen tödlich sein. Zu den Symptomen zählen Fieber, ein rauer Hals, eine laufende oder verstopfte Nase, Husten, Erschöpfung, Muskel- und Kopfschmerzen. Zu Beginn kann man antivirale Medikamente einnehmen, um die Erkrankung um ein oder zwei Tage zu verkürzen und die Symptome zu lindern.

Jedes Jahr melden sich viele Menschen zur Grippeimpfung an, um der Grippe vorzubeugen. Das ist jedoch keine Garantie dafür, nicht krank zu werden. Wer an Grippe erkrankt, entscheidet sich eventuell zur Einnahme antiviraler Medikamente, aber diese haben mögliche Nebenwirkungen wie Übelkeit, Erbrechen, Durchfall und Kopfschmerzen. Stattdessen kann man es mit gereiftem Knoblauchextrakt probieren. Für eine Studie zur Wirkung von gereiftem Knoblauchextrakt gegenüber dem Placebo zur Reduzierung von Erkältungs- und Grippesymptomen wurden 120 gesunde Personen rekrutiert. Nach 45 Tagen waren die für die Abtötung von Viren verantwortlichen Immunzellen bei den Knoblauchanwendern aktiver. Am Ende der Studie hatten die an Grippe erkrankten Teilnehmer der Knoblauchgruppe weniger und leichtere Symptome als die Personen in der Kontrollgruppe. Zudem erfolgten bei ihnen weniger Krankmeldungen in Arbeit und Schule.[111] Knoblauch steigert die Funktion des Immunsystems und ermöglicht dem Körper, Viren besser abzuwehren.

## Hepatitis B und C

Diese Infektionen werden von den *Hepatitis-B-* und *Hepatitis-C*-Viren ausgelöst. *Hepatitis B* wird meist während der Geburt von der Mutter an das Baby weitergegeben, kann aber auch durch sexuelle Kontakte, Nadelstichverletzungen oder das gemeinsame Benutzen von Spritzen übertragen werden. Die meisten Erwachsenen, die sich mit dem Virus anstecken, haben akute *Hepatitis B*, eine kurz andauernde Krankheit. Manche fühlen sich ein paar Wochen krank und haben Übelkeit, Durchfall, Erschöpfung, Gelbsucht und Magenschmerzen. Ein Bruchteil von Erwachsenen und die meisten Babys und Kinder mit dem Virus entwickeln chronische *Hepatitis B*. Diese Langzeiterkrankung kann zu Leberzirrhose und -krebs führen. Für akute *Hepatitis B* gibt es keine Behandlung, man kann nur versuchen, der Person die Zeit, bis die Krankheit vorüber ist, so angenehm wie möglich zu machen. Bei chronischen Fällen können antivirale Medikamente eingenommen werden, um das Virus zu unterdrücken und das Fortschreiten der Lebererkrankung zu verlangsamen.

Vorbeugend kann der *Hepatitis-B*-Impfstoff in einem Drei- oder Vier-Dosen-Impfschema verabreicht werden. *Hepatitis C* ist eine Viruserkrankung, die die Leber angreift. Man steckt sich durch kontaminiertes Blut an und der Virus kann viele Jahre im Körper leben, bevor sich Symptome zeigen. Die meisten Personen wissen nicht, dass sie *Hepatitis C* haben, bis das Virus beginnt, die Leber zu schädigen, und sich Symptome wie Fieber, Übelkeit, Durchfall, Appetitlosigkeit, Erschöpfung, Gelbsucht, Muskelschmerzen und Blutungen entwickeln. Etwa 25 Prozent der akuten Fälle heilen ohne Behandlung von selbst. Die übrigen können mit antiviraler Medikation behandelt werden, um den Körper vom Virus zu befreien. Die meisten unbehandelten Fälle jedoch entwickeln sich zu einer chronischen Erkrankung, die Narben an der Leber verursacht, was ihre Funktion beeinträchtigt. Auch Leberkrebs bis hin zu Leberversagen wird dadurch begünstigt. Eine zu stark beschädigte oder funktionsunfähige Leber kann eine Lebertransplantation erforderlich machen. Es gibt gegen *Hepatitis C* keine Impfung wie gegen *Hepatitis B*. Bei Ansteckung benötigen die meisten Personen eine antivirale Behandlung, um die Krankheit loszuwerden und ihre Symptome zu lindern.

Diphenyl-Dimethyl-Bicarboxylat (DDB) wird in manchen Ländern als Medizin zur Vorbeugung von Leberschäden bei chronischen Hepatitispatienten verabreicht. Zusätzlich gegebenes Knoblauchöl arbeitet synergistisch mit dem Medikament zusammen, was einen besseren Schutz der Leber gewährleistet und sich sogar als effektiver im Vergleich zu den anderen üblichen leberschützenden Medikationen wie Ursodesoxycholsäure und Silymarin erwiesen hat.[112] Eine sechswöchige Dosierungsstudie mit Knoblauchöl und Diphenyldimethylbicarboxylat ergab, dass sich bei Patienten, die entweder 150 Milligramm oder 300 Milligramm Knoblauchöl täglich (in Kombination mit dem Medikament) erhielten, die Serumenzyme erheblich reduzierten. Diese sind typischerweise bei Hepatitispatienten mit Leberentzündung erhöht. Das zeigt die schützende Wirkung der Knoblauchöl-Medikamenten-Kombination auf die Leber.[113] Für chronisch an *Hepatitis B* oder *C* Leidende kann die parallele Einnahme von Knoblauchöl und Hepatitismedikamenten das Fortschreiten der Krankheit bremsen, indem die Leber vor Verletzungen geschützt wird.

## Colitis ulcerosa

*Colitis ulcerosa* ist eine Darmentzündung, die eine langfristige Entzündung der Dickdarmschleimwände auslöst. Je nachdem, wo der Entzündungsherd sitzt, können die Symptome variieren und sind meistens mild bis moderat mit Remissionsphasen. Anzeichen können blutige oder eitrige Durchfälle, Rektalblutungen, Magen- oder Rektumschmerzen, Stuhldrang oder Unfähigkeit, den Darm zu entleeren, Fieber, Erschöpfung und Gewichtsverlust sein. Behandlungsoptionen umfassen antientzündliche Medikamente oder Immunsuppressiva. Schwere Fälle können eine operative Entfernung des Dickdarms und Rektums erforderlich machen.

Die antientzündliche Aktivität von Knoblauch kann zur Entzündungsabschwächung bei *Colitis-ulcerosa*-Patienten nützlich sein. Erkrankten Ratten wurde sieben Tage Knoblauchöl verabreicht. Sowohl sichtbare als auch mikroskopisch kleine Veränderungen im Darm wurden gelindert und die Symptome ließen nach.[114] Ähnliche Erkenntnisse bei mit Alliin aus Knoblauch behandelten Mäusen mit *Colitis ulcerosa* unterstützen den Einsatz dieser

Heilpflanze als Behandlungsoption dieser Erkrankung zusätzlich. Alliin bremste den Gewichtsverlust der Mäuse erheblich und senkte die Anzahl von Entzündungszellen im Dickdarm.[115] Der tägliche Konsum von Knoblauch soll bei der Eindämmung der Entzündung im Dickdarm helfen und den Patienten Erleichterung verschaffen.

## Bleivergiftung

Blei ist ein in der Erdkruste natürlich vorkommendes Schwermetall, das in der Luft, im Wasser und sogar manchmal im Haushalt vorkommt. Durch Fabrikationsprozesse, die Verbrennung fossiler Brennstoffe und die Anwendung bleihaltiger Produkte sind die Menschen diesem Metall viel mehr ausgesetzt als früher. Blei kann durch bloßen Hautkontakt in den Körper gelangen und irreparablen Schaden anrichten, vor allem bei Kindern. Obwohl die Symptome meistens erst entdeckt werden, wenn die Blutwerte ziemlich hoch sind, kann ein Bluttest das Vorhandensein von Blei im Körper aufdecken und es können Maßnahmen ergriffen werden, bevor es zu spät ist. Bei Kindern beeinträchtigt Blei das Gehirn und das Nervensystem und kann Entwicklungsverzögerungen, Lernschwierigkeiten, Erschöpfung, Reizbarkeit, Gewichtsverlust und sogar Krämpfe hervorrufen. Am häufigsten sind Kinder dem Metall durch bleihaltige Lacksplitter ausgesetzt, wie man sie in älteren Häusern findet.

Auch durch die Aufnahme kontaminierter Nahrung und kontaminierten Wassers, indem man von bleihaltigen Tellern oder sogar Erde pur isst, gelangt Blei in den Körper. Erwachsene sind ebenso gefährdet und können unter Kopf-, Gelenk- oder Muskelschmerzen, Gedächtnislücken und Bluthochdruck leiden. Bei

Männern kann sich die Spermienanzahl verringern, schwangere Frauen können eine Fehl- oder Frühgeburt erleiden. Der erste Schritt zur Bekämpfung einer Bleivergiftung ist, die Bleiquelle in der Umgebung zu entfernen, also zum Beispiel alte bleihaltige Farbe zu übermalen oder Geschirr durch bleifreies zu ersetzen. In ernsteren Fällen wird die Chelattherapie eingesetzt. Diese oral verabreichte oder injizierte Medikation bindet Blei im Körper und scheidet es mit dem Urin aus.

Knoblauch ist bei der Senkung der Bleiwerte im Blut und den damit zusammenhängenden klinischen Symptomen effizient. In einer Studie wurden 117 Angestellte einer Produktionsfirma für Autobatterien ausgewählt, um die Wirksamkeit von D-Penicillamin (Chelatbildner, der verwendet wird, um Schwermetalle aus dem Körper auszuscheiden) oder Knoblauch bei der Senkung des Bleigehalts im Blut zu testen.

Nach vier Wochen Behandlungszeit hatte der Knoblauch die Symptome wie Reizbarkeit, Kopfschmerzen, den tiefen Sehnenreflex und den mittleren systolischen Blutdruck erheblich verbessert, das D-Penicillamin nicht. Bezüglich ihrer Fähigkeit, den Bleigehalt im Blut deutlich zu senken, waren beide vergleichbar.[116] Knoblauch kann unbedenklich angewendet werden, um leichte bis mittlere Bleivergiftungen und die damit einhergehenden Symptome zu behandeln.

# 2 Sich rundum wohlfühlen

## Durchfall

Der Begriff Durchfall beschreibt einen dünnen, wässrigen Stuhl. Er kommt sehr häufig vor und dauert meistens ein paar Tage, wobei Durchfall über einen längeren Zeitraum auf eine Krankheit wie das Reizdarmsyndrom hindeuten kann. Magenkrämpfe und -schmerzen, Blähungen, Fieber, Übelkeit und Erbrechen sind oft Begleiterscheinungen von Durchfall. Er entsteht, wenn der Stuhl sich zu schnell durch den Darm bewegt, sodass dieser keine Zeit hat, genug Wasser aus dem Stuhl aufzunehmen.

Die Hauptschuldigen für Durchfall sind Viren, Bakterien und Parasiten. Lebensmittelunverträglichkeiten und verschiedene Medikamente können bei empfindlichen Personen ebenfalls Durchfall auslösen. Besteht der Durchfall länger als ein paar Tage, verschreiben Ärzte möglicherweise Antibiotika, falls Bakterien oder Parasiten die Ursache sind.

Ein paar krankheitserregende Organismen, die dafür bekannt sind, bei Menschen Durchfall hervorzurufen (*E. coli*, *Salmonella*, *Shigella* und *Proteus mirabilis*), wurden rohem Knoblauchextrakt und den Breitbandantibiotika Ciprofloxacin und Ampicillin ausgesetzt. Der Knoblauch war bei allen vier Bakterienarten effektiver als Ampicillin und ebenso wirksam wie Ciprofloxacin in seiner außergewöhnlichen antimikrobiellen Aktivität. Ampicillin wurde viele Jahre willkürlich verschrieben, und einige Bakterienstämme sind dagegen resistent geworden, wodurch seine Effektivität abgenommen hat. Gegen Knoblauch ist diese Art von Widerstandsfähigkeit nicht bekannt.[117] Knoblauch kann bei Durchfall konsumiert werden, um ansteckende Bakterien abzutöten und alle Symptome zu beseitigen.

## Fieber

Fieber ist ein temporärer Anstieg der Körpertemperatur. Es ist keine Krankheit, jedoch ein Signal dafür, dass etwas Ungewöhnliches im Körper passiert. Mildes Fieber sollte man nicht behandeln, damit das Immunsystem sich darum kümmern kann. Höheres Fieber ist ernster und macht ein Eingreifen erforderlich.

Schweißausbrüche, Schüttelfrost, Erschöpfung, Muskelschwäche und Kopfschmerzen können in Kombination mit Fieber auftreten. Im Allgemeinen wird es durch Viren, Bakterien, manche Medikamente, Sonnenbrand, Entzündungen und bösartige Tumoren verursacht. Nicht verschreibungspflichtige Mittel wie Aspirin, Paracetamol oder verschreibungspflichtige antibakterielle Medikamente senken die Körpertemperatur wirkungsvoll, gehen jedoch mit Risiken einher. Antibiotika zerstören gute Darmbakterien, was zu Magen-Darm-Beschwerden führt; eine zu hohe Paracetamol-Einnahme kann Nieren- und Leberschäden herbeiführen; Aspirin kann Magenschmerzen, ungewöhnliche Blutungen und ein Schwächegefühl verursachen.

Es wird immer beliebter, pflanzliche Mittel gegen körperliche Beschwerden und Symptome anzuwenden. Nach dem Zufallsprinzip wurden in 16 ebenfalls zufällig ausgesuchten Gesundheitseinrichtungen in Trinidad Patienten ausgewählt, die häufig pflanzliche Mittel anwendeten. Sie sollten genauer darüber Auskunft geben, wie sie diese einsetzten. Die Patienten waren sich so sicher, dass diese Kräuter wirken, dass 87 Prozent sie für ebenso effektiv wie ärztlich verschriebene Medikamente hielten. Es wurden mehr als 100 verschiedene Pflanzen genannt, aber Knoblauch wurde am häufigsten angegeben. Von den 265 Teilnehmern wendeten 48 Prozent Knoblauch an, hauptsächlich, um Fieber zu senken, Husten und allgemeine Erkältungssymptome zu lindern. Trotz fehlender klinischer Studien zu Knoblauch als fiebersenkendes Mittel beim Menschen wird seine Wirkung durch die weitverbreitete und langjährige Anwendung untermauert.[118] Eine Untersuchung, bei der Schweine mit dem Schweineinfluenza-Virus infiziert wurden, stützt diese Beobachtung. Die Rektaltemperatur der Schweine, denen Knoblauch verfüttert wurde, war niedriger als die der Schweine in der Kontrollgruppe, die keinen Knoblauch erhalten hatten.[119]

## Heuschnupfen

Allergische Reaktionen, die saisonal auftreten, wenn gewisse Reizstoffe in der Umwelt verstärkt vorkommen, wie Pollen im Frühling, können gesundheitliche Beeinträchtigungen erzeugen, die den Symptomen einer Erkältung ähneln. Eine laufende Nase, juckende, wässrige Augen, häufiges Niesen, verstopfte Nebenhöhlen und möglicherweise Kopfschmerzen. Die Auslöser sind jedoch nicht nur Outdoor-Allergene. Allergene im Haus wie Hausstaubmilben oder Tierhaare können unabhängig von den Jahreszeiten Heuschnupfensymptome hervorrufen.

Heuschnupfen tritt auf, wenn das Immunsystem normabweichend auf diese harmlosen Substanzen reagiert. Es sieht sie als unwillkommene Eindringlinge und attackiert sie durch die Produktion spezifischer Antikörper, die das Allergen als gefährlich für den Körper identifizieren. Jedes Mal, wenn eine betroffene Person in Kontakt mit diesem Allergen kommt, wird die allergische Reaktion aktiviert.

Es gibt keine Heilung für Allergien, doch viele verschreibungspflichtige und rezeptfrei erhältliche Mittel, um die Symptome zu lindern. Dazu gehören Antihistamine, abschwellende Mittel und Corticosteroide. Sie können allerdings Benommenheit, Bluthochdruck, Schlaflosigkeit, Reizbarkeit, eingeschränkten Urinfluss oder Muskelschwäche auslösen – und das sind nur einige der Nebenwirkungen. Da kommt es einem vor, als würde man eine Gruppe von Symptomen gegen eine andere eintauschen.

Knoblauch unterstützt das Immunsystem dabei, besser mit Stress, Toxinen und Reizstoffen umzugehen. Ein stärkeres Immunsystem verringert das allergische Potenzial. Gereifter Knoblauchextrakt, den gesunde Personen zu Beginn einer Studie nahrungsergänzend zu sich nahmen, steigerte die Funktion ihrer Immunzellen und senkte die Schwere der Erkältungssymptome,[120] die vielfach identisch mit Allergiesymptomen sind. Knoblauch enthält auch Apigenin,[121] eine Flavonoidverbindung, die stark antientzündlich wirkt. Apigenin unterdrückt bestimmte mit Allergien und mit allergischen Reaktionen assoziierte Proteine. Wer das ganze Jahr über an Allergien leidet, könnte Knoblauch in seine tägliche Nahrungsaufnahme integrieren. Falls sie jahreszeitlich bedingt auftreten, kann man mit dem Knoblauchkonsum ein paar Wochen vor Beginn der Allergiezeit beginnen und so lange fortfahren, bis der Reizstoff verblüht ist und die Symptome verschwunden sind.

# Kopfschmerzen und Migräne

Kopfschmerzen sind Schmerzen, die überall im Kopf auftreten und heftig, dumpf oder pochend sein können. Ihre Dauer reicht von unter einer Stunde bis zu mehreren Tagen. Migräne ist ein starker Kopfschmerz, meist in einer Seite des Kopfes, und wird von Übelkeit, Erbrechen sowie Licht- und Geräuschempfindlichkeit begleitet. Einer Migräne können Warnsignale wie blinde Flecke im Gesichtsfeld, Lichtblitze oder Kribbeln im Gesicht, an den Armen oder Beinen vorausgehen. Sie kann so intensiv sein, dass die betroffene Person ihrem Alltag nicht nachgehen kann und zur Erholung oft ruhen und sich isolieren muss.

Die Ursachen von Migräne sind bei jedem unterschiedlich. Hormonlevel, Lebensmittelallergien, Stress, bestimmte Medikamente, Sinnesreize oder Veränderungen in der Umgebung wie ein Druckabfall vor einem Sturm können Trigger sein. Regelmäßige Kopfschmerzen haben viele Auslöser, von Dehydrierung über zu wenig Schlaf bis zu einem Infekt. Sie können Krankheitsanzeichen sein. Schmerzlindernde Medikamente werden üblicherweise eingenommen, um mit den Symptomen zurechtzukommen. Bei Migräne werden auch Mittel gegen Übelkeit verschrieben.

Knoblauch wird seit Jahrhunderten zur Behandlung von Kopfschmerzen eingesetzt. Vielleicht liegt es an seinen blutverdünnenden Fähigkeiten, die das Risiko von Kopfschmerzen reduzieren können, wahrscheinlicher ist jedoch, dass seine Wirksamkeit auf einer Kombination mehrerer Faktoren beruht. Ausgewachsene Ratten mit Streudepolarisierung (neurologisches Phänomen der zeitweisen Funktionsverminderung der Hirnrinde), die als Ursache für Migräneanfälle und Schmerzen vermutet wird, erhielten Knoblauchöl. Es unterdrückte die Schwere, jedoch nicht die Dauer der Anfälle.[122] Das legt nahe, dass Knoblauch die Intensität von Kopfschmerzen und Migräne verringern kann, jedoch nicht, wie lange sie anhalten.

Auch durch chemische Belastung, zum Beispiel mit Blei, ausgelöste Kopfschmerzen können sehr schmerzhaft sein. Knoblauchöl konnte Kopfschmerzsymptome bei Männern mit Bluthochdruck erheblich senken sowie das Blei aus dem Blut ausschwemmen. Man könnte annehmen, dass das Verschwinden der Kopfschmerzen eine automatische Folge der Bleientfernung sei, aber eine weitere Substanz, D-Penicillamin, wurde ebenso zur Ausschwemmung des Bleis bei vergleichbaren Personen angewendet und führte nicht zur Linderung von Kopfschmerzsymptomen.[123]

Eine frische Knoblauchzehe kann zur Verminderung von Kopfschmerzen gegessen werden, oder man kann, falls man das bevorzugt, Knoblauchtee trinken. Sie können auch Knoblauchzehen in Wasser aufkochen und den Dampf inhalieren. Seien Sie hier aber vorsichtig, damit Sie sich nicht die Nasenlöcher verbrühen.

## Prämenstruelles Syndrom (PMS)

Frauen im gebärfähigen Alter leiden oft vor Beginn ihrer Menstruation unter Schmerzen und Krämpfen. Die Schmerzen können leicht oder sehr stark sein und werden als dumpfer, pochender Schmerz in Unterleib, Hüften, Rücken und Oberschenkeln beschrieben. Meist dauern sie zwischen 12 und 72 Stunden. Manche Frauen hindern sie tagelang daran, normalen Aktivitäten nachzugehen. Sie entstehen, wenn die Uterusmuskeln sich zu stark zusammenziehen und auf nahegelegene Blutgefäße drücken. Zeitweise wird die Sauerstoffzufuhr zum Muskelgewebe des Uterus abgeschnitten, wodurch es zu Schmerzen kommt. Primäre Menstruationskrämpfe treten normalerweise in jedem Zyklus auf und lassen sich mit anderen Symptomen wie Übelkeit, Erbrechen, Durchfall und Erschöpfung in Zusammenhang bringen. Sie unterscheiden sich von sekundären Menstruationsbeschwerden, denen eine Fortpflanzungsstörung oder eine Infektion zugrunde liegt.

Hauptsächlich werden bei der Behandlung dieser Beschwerden eine Schmerzlinderung sowie Behandlung der Symptome beabsichtigt. Rezeptfreie Schmerz- und hormonelle Verhütungsmittel werden eingesetzt, um die Schmerzintensität zu senken.

Auch Knoblauch zeigte symptomlindernde Wirkung. Weibliche Testpersonen wurden in zwei Gruppen eingeteilt, von denen die eine zweimal täglich eine Nahrungsergänzung mit 150 Milligramm Knoblauch und Vitaminen und die andere eine Placebotablette erhielt. Nach sechs Monaten hatte sich die Stärke der mit PMS in Verbindung gebrachten Symptome wie Menstruationskrämpfe und Brustschmerzen verringert.[124] Frauen, die jeden Monat diese Beschwerden haben, sollten täglich Knoblauch konsumieren, um die lähmenden Symptome zu verringern und ihre Lebensqualität zu verbessern.

## Hämorrhoiden

Hämorrhoiden sind geschwollene Venen in Rektum und Anus. Die Venenwände sind dehnbar und sorgen dafür, dass die Blutgefäße anschwellen. Interne Hämorrhoiden befinden sich an der Innenseite des Rektums und können zu blutigem Stuhlgang führen. Dieser Bereich hat wenige Schmerzrezeptoren, Hämorrhoiden sind hier also meistens nicht schmerzhaft. Externe Hämorrhoiden treten am Anus auf, wo es mehr schmerzsensible Nerven gibt. Sie können daher ziemlich schmerzhaft sein, insbesondere bei Stuhlgang. Sie entwickeln sich durch einen Druckaufbau im unteren Enddarm, der sich auf den Blutfluss auswirken und die Venen zum Anschwellen veranlassen kann. Belastung durch Stuhlgang, Schwangerschaft oder Übergewicht kann sie verursachen. Hämorrhoiden treten sehr häufig auf und sind die Erklärung für Blutungen, Juckreiz, Schmerzen und Entzündungen. Äußerlich aufgetragene Cremes oder Zäpfchen, Kühlpackungen und mündlich einzunehmende Schmerzmittel können helfen, die Symptome einzudämmen.

Durch Bluthochdruck entsteht zu viel Druck auf die kleinen Venen im Enddarm und es bilden sich Hämorrhoiden. Knoblauch senkte ihn bei Bluthochdruckpatienten erheblich[125] und könnte das Risiko, Hämorrhoiden zu entwickeln, senken. Falls sie schon vorhanden sind, kann roher Knoblauch, da er entzündungshemmend wirkt, die Schmerzen und die Entzündung verringern. Wenn die Gewebeschwellung abnimmt, gehen auch die Schmerzen und der Juckreiz zurück.

Eine geschälte, in Kokosöl getauchte Knoblauchzehe etwa 2,5 Zentimeter in den Enddarm einführen. Über Nacht dort lassen und idealerweise am nächsten Tag mit dem Stuhlgang entfernen. So lange wiederholen, bis die Hämorrhoiden schrumpfen und die Symptome abklingen.

# Vergrößerte Prostata

Wenn Männer älter werden, vergrößern sich ihre Prostatadrüsen und klemmen die Harnröhre ein, durch die der Urin aus der Blase durch den Penis nach draußen fließt. Das kann zu Harnsperre, häufigem Wasserlassen, einem schwachen Urinstrahl oder einem verzögerten Start des Urinstrahls führen. Weniger als die Hälfte der Männer mit vergrößerter Prostata spüren tatsächlich Symptome, doch wenn diese lästig sind, sollte man etwas weniger Flüssigkeit zu sich nehmen und Diuretika meiden.

Von Medikamenten mit abschwellender Wirkung oder Antihistaminen ist abzuraten, da sie Inhaltsstoffe enthalten, die die Symptome verstärken können. In ernsteren Fällen können Mittel zur Entspannung der Blasenmuskulatur und der Prostata eingenommen werden, um den Urinfluss zu erleichtern oder die Größe der Prostatadrüse zu verringern. Falls nötig, kann die Prostata operativ entfernt werden.

Eine große Fallstudie mit Männern mit oder ohne vergrößerter Prostata untersuchte den Zusammenhang zwischen der Aufnahme von Knoblauch und Zwiebeln mit der Nahrung (sie enthalten einige identische bioaktive Schwefelverbindungen) und dem Vorliegen vergrößerter Prostatadrüsen. Interessanterweise wurde festgestellt, dass die Wahrscheinlichkeit einer vergrößerten Prostata abnahm, je mehr Knoblauch und Zwiebeln sie aßen.[126] Knoblauch unterdrückt das Drüsenzellwachstum und verringert Gewebeentzündungen.[127] Diese beiden Prozesse hindern die Prostata daran, zu wachsen und die Blasenfunktion zu beeinträchtigen.

## Chronisches Erschöpfungssyndrom

Dieses durch extreme Erschöpfung charakterisierte Syndrom wird auch *Fatigue-Syndrom* genannt und bessert sich durch Ruhe nicht. Dazu treten Kopf-, Muskel- und Gelenkschmerzen, Schlafstörungen, empfindliche Lymphknoten oder Gedächtnisverlust auf. Die Ursachen der chronischen Erschöpfung sind nicht bekannt, aber sie könnte durch ein hormonelles Ungleichgewicht, bestimmte Vireninfekte oder ein beeinträchtigtes Immunsystem ausgelöst werden. Oft sind Betroffene in ihrem täglichen Leben eingeschränkt und niedergeschlagen. Um die Symptome zu lindern, werden regelmäßig Antidepressiva eingenommen, die stimmungsaufhellend, schmerzlindernd und schlaffördernd wirken sollen.

Knoblauch weist eine umfangreiche antimikrobielle Aktivität auf und kann den Körper vor zahlreichen Infektionen schützen, die dem Körper Energie entziehen. Bei Patienten mit dem *Fatigue-Syndrom* sind die Funktionen des Immunsystems stark geschwächt, was teilweise einer chronischen Darm-Candidose zuzuschreiben ist. 83 Prozent der Betroffenen, die sich einer Anti-Pilz-Diät unterzogen, um Pilzinfektionen zu behandeln, erreichten eine Reduzierung ihrer *Fatigue*-Symptome, was einen starken Zusammenhang zwischen der chronischen Erschöpfung und Candidose nahelegt.[128] Knoblauch hat sich als sehr effektiv bei der Zerstörung von *Candida albicans*, dem Candidose hervorrufenden Pilz, erwiesen. Er sorgt für oxidativen Stress bei verschiedenen getesteten *Candida*-Spezies, zerstört ihre Zellen und führt so zum Zelltod.[129] Wer nach einer *Fatigue*-Diagnose täglich Knoblauch zu sich nimmt, kann so den Pilz, der für die Beeinträchtigung des Immunsystems verantwortlich ist, möglicherweise loswerden. Die Funktion wird verbessert und die Energie kehrt zurück.

# Blutverdünner

Die Blutgerinnung ist nötig, um Blutungen zu stoppen, aber Gerinnsel können sich auch an Stellen im Körper bilden, wo sie gefährlich sein können. In den Arterien und Venen können sich Gerinnsel bilden, wenn der Körper versucht, Gewebeschäden durch die Aufschichtung von Fibrin und Blutplättchen zu reparieren. Da diese Gerinnsel den Blutfluss verlangsamen, ist das problematisch. Sie können Blutgefäße dort, wo sie entstanden sind, vollständig blockieren oder abbrechen und an anderer Stelle eine Vene oder Arterie verstopfen. Das kann sehr gefährlich sein und zu einem Herzinfarkt oder Schlaganfall führen. Je nachdem, wo sich das Gerinnsel befindet, kann man Gerinnungshemmer, Paracetamol oder Ibuprofen verabreichen, um Schmerzen und Entzündungen zu lindern oder vorzubeugen. Zu möglichen Nebeneffekten gehören starke Blutergüsse, Zahnfleischbluten, blutiges Erbrechen, Brustschmerzen und übermäßig langes Nasenbluten.

Dass Knoblauch in der Lage ist, die Ansammlung von Blutplättchen zu verhindern sowie das LDL-Cholesterol und den Blutdruck zu senken, macht ihn zu einer hervorragenden Wahl, um den Blutfluss zu verbessern und das Auftreten von Blutgerinnseln zu verringern. Seine Wirkung wurde bei Personen mit normalen Lipidwerten gezeigt, die 13 Tage lang gereiften Knoblauchextrakt zu sich nahmen. Am Ende der Testperiode wurde den Probanden Blut abgenommen, das mit ADP versetzt wurde, einer im Körper natürlich vorkommenden Verbindung, die die Blutplättchen verkleben und Gerinnsel bilden lässt. Das Blut zeigte, dass die Anhäufung der Blutplättchen signifikant verringert worden war.[130]

Knoblauch ist bei der koronaren Arterienerkrankung, bei der oft hohe Lipidwerte wie Cholesterol gemessen werden, ebenso effektiv. Die tägliche Verabreichung von Knoblauch erhöhte die Auflösung von Gerinnseln erheblich und reduzierte zusätzlich die Cholesterinwerte.[131] Risikopatienten für eine Herz-Kreislauf-Erkrankung oder Schlaganfälle sollten täglich Knoblauch als vorbeugende Maßnahme konsumieren.

## Diuretika

Die manchmal auch Wassertabletten genannten *Diuretika* sind Medikamente oder andere Substanzen, die bewirken, dass die Nieren überschüssiges Wasser und Salz aus dem Blut und Gewebe ausschwemmen. Der Überschuss wird über den Urin ausgeschieden. Diuretika werden häufig verschrieben, wenn sich zu viel Flüssigkeit im Gewebe aufbaut. Das erzeugt Druck und kann zu einer Reihe gefährlicher Gesundheitszustände führen. Durch das Entfernen des Wassers sinkt der Druck im Gewebe und erleichtert Vorgänge wie Atmung und Blutkreislauf. Man setzt Diuretika zur Senkung des Blutvolumens bei Personen mit Bluthochdruck ein, damit die Arterienstruktur intakt bleibt und das Risiko für Herzinfarkt und Schlaganfall reduziert wird.

Knoblauch ist ein natürlicher Harntreiber und kann bei milden Formen von Bluthochdruck oder Völlegefühl anstelle von verschriebenen harntreibenden Tabletten verwendet werden. Man sollte jedoch beachten, dass Knoblauch in Verbindung mit anderen Diuretika zu einem übermäßigen Wasserverlust bis zur Dehydration führen kann. Nimmt man verschriebene harntreibende Mittel ein, sollte man den zusätzlichen Konsum von Knoblauch ärztlich abklären. Die maximale Wirkung tritt etwa 30 bis 40 Minuten nach dem Essen auf, wobei die Nieren nach etwa 100 bis

150 Minuten zu einer normalen Funktion zurückkehren – zumindest bei Hunden. Die menschliche Reaktionszeit ist anders, allerdings kann das Hundemodell als Anhaltspunkt verwendet werden. In einer Studie zur Anwendung von Knoblauch als Diuretikum hatten die Hunde nicht nur eine erhöhte Flüssigkeitsausscheidung, sondern parallel einen geringeren arteriellen Blutdruck.[132] Diese natürliche Pflanze zu verwenden, ist definitiv eine unbedenkliche und effiziente Methode, um zu viel Flüssigkeit im Körper loszuwerden. Vorsicht ist jedoch bei der Verfütterung von Knoblauch an Hunde geboten. Er enthält Thiosulfat, das für Hunde in bestimmten Mengen giftig ist und zu Magenbeschwerden und Anämie führen kann.

## Zahnschmerzen

Stechende oder pochende Schmerzen in einem Zahn oder um einen Zahn herum sind Zahnschmerzen. Sie können permanent oder nur bei Druck auf den Zahn auftreten und sind im Allgemeinen die Folge einer gereizten Nervenwurzel. Gelegentlich treten Schwellungen um den Zahn oder Kopfschmerzen auf, hervorgerufen unter anderem durch Karies, beschädigte Füllungen, entzündetes Zahnfleisch, ein Zahntrauma oder Zähneknirschen. Oft bedarf es einer zahnmedizinischen Behandlung, um einen beschädigten Zahn zu reparieren. Rezeptfreie Medikamente werden eingenommen, um zeitweise Schmerzen und Entzündung einzudämmen.

Knoblauch ist eine Alternative zu Medikamenten wie Ibuprofen oder Paracetamol. Bei starken Schmerzen ist der stärkste Knoblauch überhaupt gefragt – frischer, roher Knoblauch. Eine Knoblauchzehe schälen und in der Mitte durchschneiden. Jede aufgeschnittene Seite an eine Seite des Zahns drücken, dabei auch das Zahnfleisch bedecken. Das kann ein Kribbeln oder Brennen auslösen. Ist das zu unangenehm, Knoblauch entfernen und den Mund mit Wasser ausspülen. Der Knoblauch sollte die Schwellung und die Schmerzen reduzieren. Wenn eine Infektion die Schmerzen auslöst, ist Knoblauch ein hervorragendes antimikrobielles Mittel und kann die Symptome durch Abtötung der Bakterien oder Pilze lindern.

Alternativ kann man mehrere Knoblauchzehen pressen und mit einem Teelöffel Meersalz vermischen. Diese Mischung kann direkt auf den betroffenen Zahn aufgetragen werden. Den Mund nach fünf Minuten mit Salzwasser ausspülen.

Ein ähnliches Rezept mit gepressten Knoblauchzehen, Meersalz und warmem Wasser wird zur Herstellung einer Mundspülung verwendet. Diese wird für mehrere Minuten im Mund behalten und dann ausgespuckt. Das kann man mehrmals täglich machen, bis der Schmerz abklingt.

## Prothesenbedingte Stomatitis

Zahnfleischentzündung, Karies oder Verletzungen können Zähne so schädigen, dass sie ausfallen oder gezogen werden müssen. Prothesen können fehlende Zähne ersetzen und so das Aussehen des Gesichts sowie die Ess- und Sprechfähigkeit verbessern. Vollprothesen ersetzen alle Zähne im Mund, Teilprothesen nur die fehlenden Zähne. Prothesen sollten über Nacht herausgenommen und mit einer weichen Zahnbürste geputzt werden, um Essensreste, Ablagerungen, Bakterien und Pilze zu entfernen. Die Prothese über Nacht in einem Wasserglas aufzubewahren, verhindert, dass sie austrocknet und sich verzieht. Wenn sie nicht ausreichend gereinigt wird, kann sie das Zahnfleisch reizen und einen schlechten Atem verursachen.

Das Putzen der Prothese mit einer Bürste entfernt Essensreste und Plaque, ist aber nicht sehr wirkungsvoll gegen Bakterien und Pilze. Wird zusätzlich zum Bürsten kein Desinfektionsmittel verwendet, riskiert der Prothesenträger eine Infektion seiner Mundschleimhäute. Diese wird oft durch *Candida* hervorgerufen, eine häufig im Mund vorkommende Pilzart. Wird nichts dagegen unternommen, vermehrt sie sich munter auf dem Zahnfleisch unter der Prothese, was die sogenannte prothesenbedingte Stomatitis auslöst, eine Entzündung und Rötung des Zahnfleischs.

Nystatin ist ein häufig angewendetes antimykotisches Mittel zur Behandlung. Es schmeckt bitter und kann zu Mundreizungen, Übelkeit, Durchfall und Magenbeschwerden führen.

Bei einer Untersuchung von Personen, bei denen prothesenbedingte *Stomatitis* diagnostiziert wurde, verglich man zur Eliminierung von *Candida*-Infektionen im Mund die Wirkung dieses Medikaments mit der von Knoblauch. Über einen Zeitraum von vier Wochen erfuhren Patienten beider Gruppen eine erhebliche Reduzierung ihrer Infektionen, aber die Personen in der Knoblauchgruppe waren zufriedener mit ihrer Behandlung.[133] Das könnte daran gelegen haben, dass beim Knoblauch keine Nebenwirkungen auftreten und er angenehmer schmeckt.

Knoblauch zeigt sich gegenüber anderen antimykotischen Medikamenten wie Fluconazol überlegen. Das ist besonders relevant, da manche Pilzspezies resistent gegen Fluconazol sind. Aus dem

Zahnfleisch von Patienten wurde eine Reihe *Candida*-Spezies isoliert und zum Teil essenziellem Knoblauchöl, zum Teil Fluconazol ausgesetzt. Der Knoblauch zerstörte alle Spezies, gegen Fluconazol war ein kleiner Prozentsatz resistent und lebte weiter. Bei weiteren Untersuchungen waren *Candida*-Zellen, die verklumpen und Biofilme bilden – eine Schleimschicht aus Mikroorganismen, die an Prothesen haften –, sehr widerstandsfähig gegen die Zerstörung durch Fluconazol. Der Knoblauch erwies sich als wirkungsvoller und tötete die Mehrzahl von *Candida*-Zellen ab.[134] Knoblauch in Kombination mit oder anstatt von antimykotischen Medikamenten könnte Infektionen schneller, sanfter und angenehmer für den Körper beseitigen.

## Wundheilung

Hautverletzungen sind nichts Unübliches und passieren jedem, ob man sich beim Karottenschnippeln in den Finger schneidet oder ausrutscht und sich das Knie aufschürft. Schnitte und Kratzer reißen das Hautgewebe ein und bluten häufig. Wenn die Wunde tief ist, stark blutet oder ein Gegenstand darin steckt, sollte man einen Arzt aufsuchen. Wenn es sich aber um eine kleinere Verletzung handelt, genügt es, diese zu Hause zu versorgen.

Hände mit Wasser und Seife waschen. Den Schnitt oder Kratzer reinigen, indem man kühles, sauberes Wasser darüber fließen lässt, um Schmutz und Fremdkörper zu entfernen. Dann mit Seife und Wasser waschen. Danach kann eine antibiotische Salbe aufgetragen werden.

Gereifter Knoblauch wurde bei Hühnern als deutlich wundheilungsfördernd beobachtet. Eine Woche alte Küken mit Rückenwunden wurden verschiedene Konzentrationen einer gereiften Knoblauchlösung aufgetragen. Alle mit Knoblauch behandelten Stellen zeigten eine gesteigerte Bewegung von Hautzellen in die Wunden, wodurch diese kleiner wurden. Kollagen wurde schneller eingelagert und viele neue Blutgefäße gebildet. In der Kontrollgruppe der Küken, die keinen gereiften Knoblauchextrakt erhalten hatte, wurden keine nennenswerten Veränderungen beobachtet.[135] Knoblauch als Teil eines Honig-Chitosan-Nanofaser-Wundverbands heilte Wunden sogar schneller als das kommerzielle Produkt Aquacel Ag, ein häufig verwendeter steriler Wundverband mit Silberanteil.[136]

## Läuse

Jahr für Jahr, so scheint es, werden Kinder von der Schule nach Hause geschickt und die Eltern erhalten die Warnung, dass Kopfläuse an der Schule ausgebrochen sind. Diese winzigen Insekten befallen die Kopfhaut von Kindern (und Erwachsenen) und lösen Panik und Schamgefühl aus, dabei ist es kein Zeichen mangelnder persönlicher Hygiene, Läuse zu haben.

Sie ernähren sich vom Blut der Kopfhaut und werden durch direkten Kontakt zweier Personen leicht übertragen. Sie können auch vom Kopf fallen und auf dem Teppich, Bettzeug, Handtüchern und Kuscheltieren landen, wo sie ihre Eier legen und ein bis zwei Tage weiterwachsen können. Bevor der Juckreiz (eine allergische Reaktion auf den Speichel der Läuse) losgeht, kann eine Person bereits mehrere Wochen infiziert sein.

Die Läuse und Nissen (Eier) sind schwer zu sehen, aber ein gründlicher Blick rund um die Ohren und den Nacken erhöht die Wahrscheinlichkeit, sie zu entdecken. Rezeptfreie und verschreibungspflichtige Shampoos werden eingesetzt, um die ausgewachsenen Läuse abzutöten. Die Eier sind schwer loszubekommen, da sie mit einer klebrigen Substanz, die man nur schwer auswaschen kann, am Haarschaft haften. Wenn die Nissen schlüpfen, ist also eine zweite Behandlung mit dem Shampoo erforderlich.

Der starke Geruch des Knoblauchs soll die Läuse ersticken, daher können Larven und ausgewachsene Läuse mit einer Knoblauchbehandlung von der Kopfhaut entfernt werden. Gibt man noch Apfelessig hinzu, löst das die Nissen vom Haarschaft, sodass man auch die Eier loswird. Diese Behandlung sollte man bis zu sieben Tage Abend für Abend wiederholen, bis alle Läuse und Eier beseitigt sind.

### Läusebehandlung

- 2 EL Kokosöl
- 1 EL Apfelessig
- 1 Knoblauchknolle

1. Alle Zehen der Knolle zu einer Paste zerreiben. Mit dem Apfelessig und dem Kokosöl mischen.
2. Die Mischung auf die Kopfhaut auftragen. Gründlich einmassieren und 30 Minuten einwirken lassen. Auswaschen und noch einmal mit Shampoo waschen.

# Altern

Das Älterwerden umfasst viele körperliche Veränderungen. Die Arterien verhärten, die Knochendichte geht zurück, das Erinnerungsvermögen lässt nach, die Haut wird dünner und man bekommt Falten. Bei manchen läuft dieser Prozess schneller ab, bei manchen langsamer. Genetik und Krankheiten sind relevante Faktoren dafür, wann und wie wir altern, aber unsere Ernährung und Lebensweise haben erheblichen Einfluss darauf. Es gibt viele Theorien zum Altern, aber die der freien Radikale wird als Erklärung immer populärer. Es wird vermutet, dass sie für altersbedingte Zell- und Gewebeschäden verantwortlich sind. Freie Radikale sind instabile Moleküle, die aktiv nach einem Elektron suchen. Sie attackieren das nächstbeste stabile Molekül und nehmen ihm eins seiner Elektronen ab, wodurch auch dieses Molekül zu einem freien Radikal wird. Diese Entstehung freier Radikale wird zur Kettenreaktion, die schließlich zur Zerstörung der Zelle führen kann.

Um diese freien Radikale zu stoppen, sind Antioxidantien nötig. Da Knoblauch und seine Komponenten antioxidative Eigenschaften haben, wurde untersucht, inwieweit er hautalternde Effekte von UV-Strahlung reduzieren kann. Mäuse wurden UV-Strahlung ausgesetzt und ihrer Nahrung wurde Knoblauch zugesetzt, was zu verringerter Faltenbildung, Epidermisdicke und Erzeugung freier Radikale führte. Es entstanden mehr antioxidative Enzyme. Der Abbau von Hautkollagen und elastischen Fasern wurde unterdrückt,[137] sodass die Haut fest und zugleich elastisch blieb. Es hat den Anschein, als wäre gereifter Knoblauch wirkungsvoller als roher oder gekochter Knoblauch, da er höhere Mengen antioxidativer Organoschwefelverbindungen enthält.[138] Der tägliche Konsum von Knoblauch kann die durch UV-Strahlung hervorgerufene Hautalterung verlangsamen.

## Schutz der Nieren

Werden die Nieren geschädigt, können sie ihre Fähigkeit einbüßen, Abfallprodukte aus dem Blut auszuschwemmen und Flüssigkeiten auszugleichen. Ein akuter Fall von Nierenversagen liegt vor, wenn die Nieren plötzlich ihre Filterfähigkeit verlieren und sich gefährliche Mengen an Abfallprodukten im Blut anhäufen. Das geschieht über einen kurzen Zeitraum und macht Intensivpflege erforderlich. Eine vollständige Genesung ist möglich. Chronisches Nierenversagen hingegen ist fortschreitend und nicht heilbar.

Symptome von Nierenversagen gehen auf den Aufbau von Abfallprodukten im Körper zurück und beinhalten Schwäche, Kurzatmigkeit, Erschöpfung und Verwirrung. Ein unregelmäßiger Herzschlag und plötzlicher Tod können die Folge sein. Prävention ist die beste Vorgehensweise und beinhaltet die Überwachung des Blutdrucks und die Untersuchung auf Diabetes. Ist die Erkrankung zu weit fortgeschritten, können Dialyse oder Nierentransplantation nötig sein. Zur Schmerz- und Fiebersenkung wird sehr häufig Paracetamol eingenommen. Wird es regelmäßig angewendet, kann es, insbesondere in Verbindung mit Alkohol, den Nieren strukturellen und funktionellen Schaden zufügen. Das aus Knoblauch gewonnene Diallyldisulfid kann die Nieren vor diesem Schaden schützen. Der Konsum von Knoblauch vor der Einnahme von Paracetamol verringerte den Schaden an den Nieren, ungewöhnliche Strukturveränderungen und die Zerstörung von Nierenzellen bei Ratten massiv.[139] Vor der nächsten Einnahme von Paracetamol sollten Sie nicht vergessen, Knoblauch zu essen, damit die Nieren geschützt sind.

# Schutz der Leber

Die Leber ist das größte innere Organ im Körper. Sie filtert Giftstoffe aus dem Blut, damit sie kein Gewebe schädigen können. Wird das Lebergewebe selbst beschädigt, ist es in der Lage, sich zu regenerieren und gesundes Gewebe neu zu bilden. Doch wenn es zu stark beschädigt ist, kommt es zu einer Lebererkrankung und das Organ funktioniert nicht mehr so, wie es sollte. Einige Krankheiten können zu einer Erkrankung der Leber führen, darunter *Hepatitis A, B* und *C*, Leberzirrhose, nichtalkoholische Fettlebererkrankung und *alkoholische Hepatitis*. Gifte, Medikamente und Viren sind weitere mögliche Ursachen. Zu den Symptomen gehören ein aufgequollener, schmerzhafter Bauch, Blutergüsse, Erschöpfung, Appetitverlust und Gelbsucht. Die Leber wird ständig mit gefährlichen Stoffen bombardiert, die die Gesundheit verschiedener Körpergewebe oder des ganzen Menschen bedrohen. Wenn diese nicht in harmlose Verbindungen verstoffwechselt oder aus dem Körper ausgeschieden werden, vergiften sie die Leber und beeinträchtigen ihre wesentlichen Funktionen. Es ist zwingend erforderlich, die Leber zu schützen, sodass sie weiterhin den restlichen Körper verteidigen kann. Paracetamol ist eines dieser Medikamente, die dafür bekannt sind, die Leber zu vergiften. Es ist mit Milliarden eingenommenen Tabletten jedes Jahr eines der beliebtesten Schmerzmittel in den USA. Parallel zur Tablette sollte Knoblauch konsumiert werden. Bei einer Untersuchung erhielten Mäuse eine halbe Stunde nach dem Paracetamol Knoblauch, wodurch eine akute Leberverletzung verhindert und die Mäuse vor dem Tod durch Überdosis bewahrt wurden.[140]

Eine Knoblauchzehe kann die Leber auch vor einem der stärksten Lebergifte schützen, Tetrachlormethan. Die im Knoblauch enthaltenen Antioxidantien bieten einen Schutz vor dieser Verbindung, die, wenn sie nicht daran gehindert wird, die Gewebestruktur der Leber ernsthaft beschädigen kann.[141] Knoblauch kann auch synergistisch mit anderen Mitteln arbeiten, um deren Wirksamkeit massiv zu steigern. Das in manchen Ländern zur Vorbeugung von Leberschäden bei chronischen *Hepatitis*patienten eingesetzte Diphenyl-Dimethyl-Bicarboxylat (DDB) ist wesentlich wirkungsvoller, wenn es zusammen mit Knoblauch verabreicht wird.[142]

## Muskelkater und -schmerzen

Nach monatelangem Nichtstun erscheinen einem ein Fußballspiel oder ein intensiver abendlicher Lauf mit einem Freund vielleicht wie eine gute Idee. Doch wenn am nächsten Tag bei jeder Bewegung die Muskeln schmerzen, ändert man meist seine Meinung. Beim nächsten Mal könnte man aber vorsorglich etwas unternehmen, um sich vor diesen Überlastungsschmerzen zu schützen.

Muskelschmerzen können auch durch Anspannung, Stress oder Krankheiten entstehen. Der Schmerz kann überall im Körper auftreten und mehrere Stunden oder Monate anhalten. Bei trainingsbedingten Muskelschmerzen sind mikroskopisch kleine Risse in den Muskelfasern die Ursache, bei krankheitsbedingten Schmerzen sind es Entzündungen.

Zur Vorbereitung auf ein Workout hilft es, vor dem großen Tag Knoblauch in seine Ernährung zu integrieren und das einige Tage beizubehalten, um den Muskelkater zu lindern. Gut trainierte Athleten, die 14 Tage vor einem Abwärtslauf auf dem Laufband und noch zwei Tage darüber hinaus Knoblauch zu sich nahmen, reduzierten ihren Muskelkater. Die Personen in der Knoblauchgruppe verfügten über mehr Antioxidantien, die oxidativen Stress und damit Muskelschäden verringern. Es wurden deutlich niedrigere Werte von Creatin-Kinase gemessen, einem Molekül, das nach einer Schädigung der Skelettmuskulatur auftritt, sowie von Interleukin-6, einem entzündungsfördernden Protein. Die empfundenen Muskelschmerzen nach dem Training waren ebenfalls weniger ausgeprägt als in der Kontrollgruppe, die auch auf dem Laufband gelaufen war, aber keine Nahrungsergänzung mit Knoblauch erhalten hatte.[143]

## Trainingsleistung

Aerobes Training verbessert die Fitness durch die Erhöhung der Herz- und Atemfrequenz über einen längeren Zeitraum als nur ein paar Minuten. Das Blut wird durch den Körper gepumpt und liefert den Zellen Sauerstoff, damit die Muskeln weiterarbeiten. Die Steigerung der Fitness verbessert nicht nur die körperliche Gesundheit, sondern auch die mentale und emotionale. Regelmäßiges aerobes Training stärkt das Herz, macht die Sauerstoffaufnahme im Muskel effizienter und erhöht die Anzahl der Mitochondrien in den Muskelzellen. Deren Ausdauer verbessert sich und sie verbrennen wirkungsvoller Fett und Kohlenhydrate. Laufen, Gehen, Radfahren und Schwimmen sind ein paar Möglichkeiten für aerobes Training.

Auch anaerobes Training ist wichtig. Das ist ein kurzes und intensives Workout. Es nutzt den bereits in den Muskeln vorrätigen Sauerstoff und dient hauptsächlich dem Muskelaufbau. Dazu gehören Gewichtheben oder Bodyweight-Training. Trainieren mit

Gewicht baut Muskulatur ab, in der Wiederherstellungsphase wächst das Muskelgewebe dann aber stärker. Man geht davon aus, dass die Muskeln größer werden, um den Körper vor zukünftigem derartigem Stress zu schützen.

Viele von uns wollen ihre Fitness steigern und es gibt zahlreiche Produkte auf dem Markt, die uns versprechen, durch die Verbesserung der Ausdauer oder des Muskelaufbaus genau das zu tun. Manche funktionieren vielleicht, aber sie haben oft eine lange Liste fragwürdiger Inhaltsstoffe. Knoblauch kann als wirkungsvolles Mittel zur Steigerung der Trainingsleistung ohne die nachteiligen Nebeneffekte, die manche der anderen erhältlichen Produkte haben, angewendet werden. Gesunde und trainierte Männer wurden in Gruppen eingeteilt, von denen die eine drei Stunden vor einem stufenweisen Laufbandtest 900 Milligramm Knoblauchpulver und die andere ein Placebo erhielt. Nach zwei Wochen wechselten die Männer die Gruppen und machten den Test erneut, dieses Mal mit dem jeweils anderen Mittel (Knoblauchpulver oder Placebo).[144] Die Ergebnisse lassen darauf schließen, dass Knoblauch die maximale Sauerstoffaufnahme ($VO_2max$) während eines stufenweisen Trainings deutlich steigert, die über die kardiorespiratorische Fitness einer Person Auskunft gibt. Personen mit verbesserten $VO_2max$-Werten legen häufig während verlängerten Workouts mehr Ausdauer an den Tag.

## Gewichtsverlust

Wenn der Körper zu viel Fett ansammelt, steigt das Risiko für gesundheitliche Probleme wie Diabetes, Herzerkrankungen und bestimmte Krebsarten. Eine Gewichtsreduktion kann jegliche durch Gewicht verursachten Beschwerden bessern oder vermeiden.

Fett häuft sich im Körper an, wenn man mehr Kalorien zu sich nimmt, als man verbrennt. Der Körper speichert diese zusätzlichen Kalorien als Fett. Sport und gesunde Ernährung mit angemessener Kalorienaufnahme helfen dabei, das gespeicherte Fett zu verbrennen und das Körpergewicht zu reduzieren. Beim Abnehmprozess berichten Personen oft, dass sie ein Plateau erreichen. Dann scheinen sie trotz weiterer Bemühungen, Sport zu treiben und sich bewusst zu ernähren, nicht weiter abnehmen zu können. Das liegt daran, dass der Stoffwechsel beim Abnehmen langsamer wird.

Die Thermogenese oder Wärmebildung ist ein Stoffwechselprozess, der durch den Verzehr von Knoblauch gesteigert werden kann. Indem der Adrenalin- und Noradrenalingehalt erhöht wird, steigern manche der in Knoblauch enthaltenen Sulfide die Thermogenese in den braunen Fettgewebezellen, die dafür bekannt sind, Fett zu mobilisieren, um es zur Energiegewinnung zu verbrennen.[145] Das kann zu Gewichtsverlust führen und wurde an übergewichtigen Personen mit einer diagnostizierten nichtalkoholischen Fettlebererkrankung demonstriert. Die Teilnehmer erhielten täglich entweder zwei Knoblauch- oder zwei Placebotabletten. Diejenigen, die Knoblauch konsumierten, reduzierten ihr Körpergewicht und ihren Körperfettanteil verglichen mit der Placebogruppe deutlich.[146]

## Alopecia Areata (kreisrunder Haarausfall)

Haare wachsen überall am Körper außer auf den Handflächen und Fußsohlen. Viele Leute investieren zahllose Stunden und viel Geld in die Entfernung der Körperhaare, und ebenso viel Aufwand wird zur Erhaltung der Haare auf dem Kopf betrieben.

Gesunde und glänzende Haare auf dem Kopf stehen für Schönheit und können Teil eines modischen Looks und persönlichen Ausdrucks sein. Haarverlust ist bei Menschen weit verbreitet und kann auch Frauen und Kinder betreffen. Wenn eine Person das *Alopecia areata* genannte Leiden hat, fällt das Haar kreisförmig aus. Das tritt üblicherweise am Kopf auf, kann aber überall am Körper der Fall sein. Verursacht wird es dadurch, dass das Immunsystem Haarfollikel angreift, was zum Haarverlust führt. Diese Follikel bleiben jedoch lebendig und können später reaktiviert werden. Jede Person hat hier ihre eigenen Erfahrungen, und Haarverlust und -wachstum können unvorhersehbar oder zyklisch erfolgen. Es gibt keine Heilung für *Alopecia areata*. Mildere Formen der Krankheit können behandelt werden, indem man die Haarfollikel zum Haarwachstum stimuliert oder indem man das Immunsystem daran hindert, die Follikel anzugreifen. Personen, die ernsthafter betroffen sind, können oral oder in Form von Spritzen Medikamente erhalten, um diese Ergebnisse zu erzielen, doch es funktioniert nicht bei jedem.

Eines der Medikamente, die eingesetzt werden, um *Alopecia areata* zu behandeln, ist Betamethason. Die Wirkungsweise dieses Medikaments wurde bei Anwendung in Kombination mit Knoblauch signifikant verbessert. Eine Studie mit von *Alopecia areata* betroffenen Männern und Frauen zeigte, dass bei 95 Prozent der Patienten, die Betamethason-17-Valerat und Knoblauchgel auf ihrer Haut anwendeten, dies zu einer Verbesserung der Ergebnisse führte. Nach drei Monaten waren mehr Haare neu gewachsen, weniger Haare abgestorben und die Größe der kahlen Stellen hatte sich verringert. Die Resultate waren deutlich besser als die in der Placebogruppe erzielten.[147] Knoblauch mit äußerlich anwendbaren *Alopecia*-Medikamenten zu mischen, kann kreisrunden Haarausfall ohne Nebenwirkungen reduzieren.

# Schuppen

Schuppen sind ein chronischer Zustand, der sich durch ein Abblättern der Hautzellen auf dem Kopf äußert. Die Schuppen sind als weiße, ölig aussehende Hautteilchen auf dem Haar und den Schultern zu sehen. Das ist nicht gefährlich, kann aber einigen Menschen peinlich sein. Eine der Hauptursachen für Schuppen ist das *Seborrhoische Ekzem*. Es wird vermutet, dass es sich entwickelt, wenn der *Malassezia*-Pilz, den man meist auf den Öldrüsen findet, die Entwicklung weißer oder gelblicher Schuppen auf der Kopfhaut anregt. Die Haut schuppt sich an diesen Stellen. In milden Fällen genügt eine tägliche Reinigung, um die Produktion des Öls und der Hautzellen zu verringern. Andere Fälle sind schwieriger und benötigen unter Umständen medizinische Shampoos. Manche Shampoos beinhalten antimykotische Stoffe, um die Mikroben abzutöten. Andere verlangsamen die Abtötung der Hautzellen, um das Abschuppen zu reduzieren.

Knoblauch wird als hervorragendes Hausmittel gegen durch das *Seborrhoische Ekzem* verursachte Schuppen gelobt und stärkt das Immunsystem, damit es *Malassezia*-Infektionen besser abwehren kann. Je nach Dosierung zeigte er in Untersuchungen, dass er das Wachstum von 90 verschiedenen Pilzstämmen verhindert, darunter auch *Malassezia*-Stämme.[148] Das macht den Knoblauch zu einem vielversprechenden Kandidaten, um *Malassezia* in den Ölabsonderungen der Kopfhaut einzudämmen und der Entwicklung eines *Seborrhoischen Ekzems* sowie den daraus resultierenden Schuppen vorzubeugen.

Zur Schuppenbehandlung presst man Knoblauchzehen, gibt Olivenöl dazu und lässt das Ganze 20 Minuten oder länger stehen.

Im Anschluss kann diese Mischung in die Kopfhaut eingerieben und nach 15 Minuten ausgespült und das Haar mit Shampoo gewaschen werden.

## Schutz vor Strahlung

Strahlung ist Energie in Form von Partikeln oder Wellen, die bei Langzeitbelastung Genmutationen auslösen und das Krebsrisiko erhöhen kann. Große Mengen innerhalb eines kurzen Zeitraums verursachen die Strahlenkrankheit und führen zu Übelkeit, Haarausfall, Organversagen oder sogar zum Tod. Draußen stellen die UV-Strahlen der Sonne eine ständige Strahlenbelastung dar. In Gebäuden senden medizinische Geräte wie Röntgen- und CT-Geräte Strahlen aus. Zu Hause sind die Mikrowelle, WLAN-Verbindungen und Mobilfunktelefone die Schuldigen. Nimmt man aktiv an der Gesellschaft teil, ist es in der modernen Welt unmöglich, sich der Belastung durch Strahlung zu entziehen. Die beste Methode, die Auswirkungen von den UVA-/UVB-Strahlen der Sonne oder von elektronischen Geräten zu minimieren, ist das Ergreifen vorbeugender Maßnahmen.

Mehrere Schwefelverbindungen aus dem Knoblauch zeigen Potenzial als Strahlenschutzmittel. Allylmethylsulfid verringerte den bei Mäusen nach Belastung durch Röntgenstrahlung entstandenen Zellschaden durch freie Radikale. Es unterdrückte auch die Aktivierung krankheitsfördernder Enzyme.[149]

Natriumthiosulfat senkte durch Röntgenstrahlung verursachte DNA-Schäden in Ratten- und Mäusezellen, nachdem die Zellen vor der Strahlenbelastung 48 Stunden lang darin gelagert wurden.[150] Die tägliche Aufnahme von Knoblauch mit der Nahrung könnte dem Körper Schutz vor Strahlenbelastung in der Umwelt bieten. Als Vorsichtsmaßnahme wäre es auch gut, ein paar Tage vor und nach jeglichen Prozeduren, die Strahlung erforderlich machen, Knoblauch mit der Nahrung aufzunehmen.

## Schwimmer-Ohr

Wenn nach dem Schwimmen Wasser im Ohr bleibt, kann es zu einer Infektion des äußeren Gehörgangs kommen. Die warme, feuchte Umgebung ist der ideale Nährboden für Bakterien oder Pilze, die häufig im Wasser oder auf der Haut vorkommen. Bereitwillig greifen sie die Haut an und vermehren sich. Die Infektion führt zu Juckreiz und Rötungen und es kann zu starken Schmerzen im und um das Ohr, Eiterausfluss, Fieber und einer teilweisen oder vollständigen Verstopfung des Gehörgangs kommen. Meist verschreiben Ärzte zur Beseitigung der Infektion Antibiotika, Antimykotika oder Ohrentropfen, die beides und zusätzlich Steroide beinhalten. Zusätzlich wird die Einnahme nichtrezeptpflichtiger Medikamente wie Ibuprofen empfohlen.

Knoblauch und Olivenöl stellen eine wirksame Methode zur Behandlung des Schwimmer-Ohrs dar. Dafür eine Knoblauchzehe schälen und in mehrere Teile schneiden. Ein paar Esslöffel Olivenöl in einem Topf bei mittlerer Temperatur erwärmen, den Knoblauch hinzugeben. Den Topf nach 20 Minuten vom Herd nehmen und das mit Knoblauch versehene Öl abkühlen lassen, bis es lauwarm ist. Sich mit dem infizierten Ohr nach oben hinlegen und mit einer Pipette oder einem Wattebausch ein paar Tropfen des Öls ins Ohr tropfen. Mit einem warmen Tuch abdecken. Nach zehn Minuten aufrecht hinsetzen und sämtliches Öl aus dem Ohr tropfen lassen. Zweimal täglich wiederholen, bis die Infektion abgeklungen ist.

Das funktioniert sowohl bei einer bakteriellen als auch einer Pilzinfektion. Der häufigste am Schwimmer-Ohr beteiligte Pilz ist *Aspergillus*. Konzentriertes Knoblauchöl verhinderte das Wachstum dieses Pilzes und zeigte ähnliche oder sogar bessere Ergebnisse als manche pharmazeutischen Präparate.[151]

## Schlangenbisse

Giftschlangen gibt es überall auf der Welt, und sie können für Menschen eine Bedrohung sein, besonders in ländlichen Gegenden, wo sie häufiger vorkommen. Die meisten Schlangen sind ungiftig, haben aber dennoch einen kräftigen Biss. Wenn man in einer Gegend wohnt, in der es Schlangen gibt, sollte man Vorsichtsmaßnahmen ergreifen, um versehentliche Bisse zu vermeiden. Bevor man in Pools oder Seen springt, sollte man sich vergewissern, dass man das Wasser nicht mit ein oder zwei Schlangen teilt. Hände und Füße weg von Fels- oder Erdspalten, zudem sollte man nicht durch hohes Gras laufen. Beim Wandern sind geschlossene Schuhe die richtige Wahl. Ganz wichtig ist, Schlangen in Ruhe zu lassen. Die meisten Schlangenbisse werden von der gebissenen Person selbst provoziert. Wurde man gebissen, sollte man sich ruhig verhalten und um eine sofortige medizinische Versorgung bemühen. Man erkennt Bissspuren rund um die Wunde, außerdem sind wahrscheinlich eine Rötung und Schwellung zu sehen und man spürt Schmerzen. Je nachdem, von was für einer Schlange man gebissen wurde, kann es zu Übelkeit, Schweißausbrüchen, Sehstörungen oder einem Kribbeln in den Gliedmaßen kommen.

Man sollte immer versuchen, sich an das Aussehen der Schlange zu erinnern, um dem medizinischen Fachpersonal diese Information geben zu können. Dann kann es, falls nötig, das richtige Gegengift verabreichen. Stammt der Biss von einer ungiftigen Ringelnatter oder Hausschlange und ist die Wunde sauber und nicht zu tief, genügt es, wenn die Erstversorgung der Wunde zu Hause beginnt.

Die Wunde mit warmem, frischem Wasser und milder Seife reinigen. Vorsichtig trocken tupfen. Dann Knoblauch konsumieren. Seine antimikrobiellen und antientzündlichen Eigenschaften können Entzündungen, Schmerzen und das Risiko einer Folgeinfektion verringern. Vor 2000 Jahren empfahl Pedanios Dioskurides, ein griechischer Arzt, der eine fünfbändige Enzyklopädie über die medizinische Verwendung von Pflanzen verfasste, Knoblauch zur Behandlung von Schlangenbissen.

Die Enzyklopädie galt über 1500 Jahre lang als maßgebliche Autorität auf diesem Gebiet. Auch die ayurvedische Medizin empfiehlt Knoblauch bei Schlangenbissen und rät dazu, ihn mit Wein oder Ghee zu sich zu nehmen. Die Knoblauchbehandlung sollte man fortführen, bis die Symptome verschwunden sind. In der Zwischenzeit ist ein Arztbesuch angebracht, um sicherzugehen, dass die Heilung gut vorangeht.

# 3
# Schädlinge loswerden

## Ameisen

Es gibt Abermillionen von Ameisen auf der Welt, daher ist es keine Überraschung, sie im eigenen Garten oder Zuhause vorzufinden. Diese sozialen Insekten leben in großen Stückzahlen zusammen, wenn man also ein paar im Hinterhof oder auf dem Fußboden Richtung Speisekammer laufen sieht, heißt es wachsam sein. Lässt man sie gewähren, werden sie in Scharen kommen und sich häuslich einrichten.

Ameisen im Haus sind in keinerlei Hinsicht nützlich, im Garten jedoch schon, denn sie belüften den Boden für Pflanzen und regulieren einige andere Insektenpopulationen. Sie dienen Eidechsen, Vögeln, Spinnen und anderen Insekten als Nahrung. Da hört es dann mit dem Nutzen aber auch so ziemlich auf. Ameisen können im Garten großes Unheil stiften und fressen fast jede Frucht, jedes Gemüse, jede Pflanze. Schlimmer noch, sie schützen Insekten, die Honigtau produzieren (eine süße, klebrige Substanz) und sich von Pflanzen ernähren, und ermöglichen diesen dadurch, sich zu vermehren und wahrscheinlich die geliebten Gartenpflanzen zu dezimieren.

Starke Gerüche stoßen Ameisen ab. Knoblauch an den Stellen im Heim zu platzieren, wo welche gesehen wurden, sorgt dafür, dass sie nicht wiederkommen. Besondere Achtsamkeit ist an Türen und Fenstern erforderlich, wo man geschälte und dick geschnittene Stücke von Knoblauchzehen verteilen sollte. Wenn diese vertrocknet sind, kann man sie entfernen und bei Bedarf frischen Knoblauch auslegen.

Ameisenkolonien im Garten kann man mit einem Knoblauch-Wasser-Gemisch besprühen. Um das Spray herzustellen, püriert man ein paar Knoblauchzehen, gibt Wasser hinzu und füllt die Mischung in eine Sprühflasche. Man kann sie auch auf die Ameisenstraße sprühen und die Pheromone unterbrechen, die die Ameisen hinterlassen, um ihren Weg zu markieren. Sie werden verwirrt sein und nicht mehr zur Futterquelle zurückfinden.

## Bandwürmer

Bandwürmer sind Darmparasiten, die Menschen und Tiere befallen. Verseuchte Nahrung oder Wasser zu sich zu nehmen, worin die mikroskopisch kleinen Bandwurmeier oder Larven enthalten sind, oder das Berühren von infizierter Erde mit anschließendem Berühren des Mundes ist eine sichere Methode, Bandwürmer zu bekommen. Hinuntergeschluckte Eier entwickeln sich im Darm zu Larven, die sich dann in anderes Körpergewebe, häufig Leber und Lunge, fortbewegen und Zysten bilden. Sie können bis zu 15 Meter lang werden und über 20 Jahre leben. Viele Menschen mit Darminfektionen haben keine Symptome, andere Übelkeit, Durchfall, Schwäche, Gewichtsverlust und Bauchschmerzen. Falls sich in anderen Organen Zysten gebildet haben, entwickelt die Person möglicherweise Fieber, Hydatiden oder allergische

Reaktionen. Bei schweren Infektionen kann es sogar zu Krampfanfällen kommen. Ist ein Bandwurm diagnostiziert, werden orale Medikamente zur Abtötung des ausgewachsenen Wurms verschrieben. Falls sich Zysten gebildet haben, müssen sie entleert oder operativ entfernt werden.

Die Ausschüttung lebender Larven während der operativen Entfernung von Bandwurmzysten ist eine Hauptursache für ein erneutes Auftreten einer Bandwurminfektion. Um das zu vermeiden, injizieren Ärzte während der Operation häufig ein Mittel in die Zysten, um die Larven abzutöten. Doch derzeit gibt es keine zugleich sichere und effiziente Medikation für Bandwurmzysten.

Knoblauchblüten haben sich als tödlich für Bandwurmlarven in Zysten erwiesen und können angewendet werden, um ein weiteres Wachstum zu stoppen und einer Wiederansteckung während der Operation vorzubeugen. Bandwurmlarven aus in Schaflebern gefunden Zysten wurden verschiedenen Konzentrationen von Knoblauchblüten ausgesetzt. Nach zehn Minuten mit der höheren Konzentration waren 67 Prozent der Larven tot, nach 180 Minuten waren es 98 Prozent.[152] Knoblauchblütenextrakt scheint ein effizientes Mittel gegen Bandwurmlarven zu sein und kann eingesetzt werden, um das Risiko des Wiederauftretens bei Menschen, die sich einer operativen Entfernung von Bandwurmzysten unterziehen, massiv zu reduzieren.

## Maulwürfe

Maulwürfe leben unter der Erde und ernähren sich typischerweise von Insekten, Würmern und anderen in der Erde lebenden Arthropoden. Pflanzen und Samen machen nur einen kleinen

Anteil ihrer Ernährung aus, aber sie sind wegen der Tunnel, die sie graben, dennoch sehr schädlich für Rasen und Gärten.

Manche der Tunnel verlaufen direkt unter der Oberfläche und sehen aus wie unter dem Gras verlaufende Röhren. Da sie mit einer Geschwindigkeit von sechs Metern pro Stunde gegraben werden, können sie großen Schaden anrichten. Wie kleine Vulkane aussehende Erdhügel können in der Wiese auftauchen. Sie deuten auf Futterstätten der Maulwürfe hin. Andere Tunnel sind bis zu 25 Zentimeter tief und dienen als Hauptverkehrswege, durch welche die Maulwürfe von ihren unterirdischen Höhlen zu ihren nah an der Erdoberfläche gelegenen Futterstellen gelangen.

Üblicherweise schreckt man sie mit akustischen, elektronischen und Ultraschallschwingungen ab. Dies funktioniert vielleicht, die Geräte können aber teuer sein und müssen gewartet werden. Auch Chemiekeulen haben ihre Kehrseiten, denn sie sind unter Umständen gefährlich für Haustiere, Kinder, andere wilde Tiere und Pflanzen. Maulwürfe aufzuspüren und umzusiedeln, ist eine effektive Methode, sie aus einem Bereich zu entfernen. Oft ist die Hilfe eines Profis erforderlich, um den Maulwurf lebend zu fangen und an einen Ort umzuziehen, wo er leben kann, ohne eine Plage für einen anderen Gartenbesitzer zu werden.

Knoblauch ist eine kostengünstige Möglichkeit, Maulwürfe aus Rasen und Gärten zu verscheuchen. Sie haben einen hoch entwickelten Geruchssinn, daher sind starke Gerüche wie die des Knoblauchs widerwärtig für sie. Sie werden sich aus dem Staub machen, um dem Geruch zu entkommen. Ganze geschälte Knoblauchzehen oder gepresster Knoblauch kann in den Tunneln und Hügeln platziert werden. Die Maulwürfe werden diese Tunnel verlassen und hoffentlich weit weg neue bauen. Wenn sie weiterhin am selben Ort graben, sollte man so fortfahren, bis man sie vertrieben hat. Auch das Versprühen von Knoblauchwasser über ihren Futterstätten wird sie dazu bewegen, das Weite zu suchen.

### Knoblauchwasser als Abwehrspray

- knapp 4 l Wasser
- 5–6 gehackte Knoblauchzehen

1. Wasser auf dem Herd erhitzen. Herdplatte ausstellen und die Knoblauchzehen dazugeben. Den Knoblauch etwa 20 Minuten im Wasser ziehen lassen.
2. Vom Herd nehmen und den gehackten Knoblauch aus dem Wasser entfernen. Das Wasser in eine Sprühflasche gießen. Die Hügel und Tunnelöffnungen mit dem Wasser besprühen.

## Roter Magenwurm bei Tieren

Dieser Wurm, auch gedrehter Magenwurm genannt, ist ein blutsaugender Parasit, der Schafe und Ziegen befällt. Er ist überall auf der Welt bekannt, scheint jedoch in gemäßigten und subtropischen Regionen besonders stark vertreten zu sein, vor allem bei feucht-warmen Bedingungen. Seine Larven werden beim Grasen von Schafen und Ziegen gefressen und nisten sich in der Magenschleimhaut ein. Dort entwickeln sie sich zu ausgewachsenen Würmern und ernähren sich von Blut. Bei starkem Befall können die Wirtstiere verbluten.

Tierhalter wollen selbstverständlich einen Befall vermeiden, stehen jedoch bei der Regulation der Wurmbevölkerung vor einer Herausforderung. Diese Würmer sind überaus fruchtbar und die Weibchen können bis zu 10000 Eier pro Tag legen. Diese Eier werden mit dem Kot ihrer Wirtstiere ausgeschieden, die Larven schlüpfen und können dann vom nächsten arglosen Tier konsumiert werden. Anzeichen für einen Befall sind unter anderem Durchfall, Lethargie, Blutarmut, Wachstumsverzögerung, Ödeme, Dehydrierung und ein Rückgang der Milchproduktion bei säugenden Müttern.

Mit Entwurmungspräparaten versucht man, einem Befall durch den Roten Magenwurm zu begegnen, doch sie sind nicht sehr wirksam, da die Würmer gegen sie resistent sind. In Gegenden, in denen dieser Parasit häufig vorkommt, können Schaf- und Ziegenbesitzer ihren Tieren täglich Knoblauch ins Futter mischen.

Bei mit Roten Magenwürmern infizierten Wüstenrennmäusen, die mit Knoblauch gefüttert wurden, verringerte sich die Parasitenbelastung um 68,7 Prozent. In Kombination mit der Aufrechten Studentenblume wurden 87,5 Prozent der Würmer eliminiert.[153] Die starke larvenabtötende Aktivität von Knoblauch gegen den Parasiten legt nahe, dass Knoblauch als Futterzugabe bei bedrohten Tieren eine Vermehrung der Würmer verhindern könnte.

## Schlangen

Schlangen sind ein wichtiger Teil des Ökosystems und halten Mäuse, Vögel, Frösche, Insekten, Maden und andere Schädlinge in Schach. Unglücklicherweise fühlen sich viele Menschen in der Gegenwart von Schlangen unwohl, obwohl die meisten keine Bedrohung für sie darstellen. Die meisten Schlangen sind ungiftig und meiden Begegnungen mit Menschen aktiv. Man sollte jedoch die gefährlichen Schlangen in seiner näheren Umgebung kennen. Ein zufälliges Aufeinandertreffen kann zu einem schmerzhaften Biss und dieser wiederum zu einer Folgeinfektion führen. Das kann insbesondere für Kinder und Haustiere lebensbedrohlich sein.

Vielen Menschen ist es ein Anliegen, Schlangen von ihrem Garten und ihrem Zuhause fernzuhalten. Schlangen verstecken sich gern in hohem Gras, Holzstapeln und überwuchernder Vegetation. Entfernt man diese, sind die Tiere gezwungen, sich eine neue Bleibe zu suchen. Man sollte alle Öffnungen ins Haus, in die Garage und Außengebäude versiegeln, denn auf der Suche nach Futter oder einem Nistplatz finden Schlangen immer einen Spalt. Falls eine Schlange sich in Haus oder Hof niederlässt, kann der Kammerjäger gerufen werden, um sie sicher und tierfreundlich zu entfernen. Es gibt auch Schlangenfallen, die im Haus benutzt werden können. Eine gefangene Schlange kann man dann an einen geeigneteren Lebensraum übersiedeln.

Um diese Probleme von vornherein zu vermeiden, kann man Schlangen mit Knoblauch davon abhalten, aufs Grundstück zu kommen. Gepressten Knoblauch und Steinsalz zu gleichen Teilen vermischen. Etwas von dieser Mischung im Bereich von Nistplätzen verteilen. Auch das Versprühen von Knoblauchwasser (siehe Seite 120) um Fenster, Türen, Kriechgänge und rund um Haus und Eigentum herum sollte Schlangen fernhalten und dazu bringen, gefälligeren Wohnraum für sich zu finden. Nach Regen müssen die Mischung oder das Spray wieder aufgetragen werden.

## Schwarzkäfer

Schwarzkäfer ernähren sich von Aas und faulenden Pflanzenteilen. Das scheint zunächst eine gute Sache für den Garten zu sein. Sie räumen Abfälle, tote Pflanzen und verrottendes Holz auf. Doch sie fressen auch lebende Pflanzen und greifen Gemüse, Obst, Samen und Blumen an. Im Larvenstadium sind Schwarzkäfer Mehlwürmer. Auch sie sind Schädlinge und werden häufig dabei entdeckt, wie sie im Garten junge Pflanzen fressen oder im Haus Getreide und Mehl verputzen.

Angesichts der Tatsache, dass es Tausende verschiedene Spezies Schwarzkäfer überall auf der Welt gibt, ist es sehr wahrscheinlich, dass man sie bei sich im Garten findet. Je nach Spezies haben die ausgewachsenen Käfer eine Lebenserwartung von mehreren Monaten bis zu zehn Jahren, und die Weibchen legen im Lauf ihres Lebens Hunderte bis Tausende Eier. Da kommt einiges an destruktivem Potenzial zusammen.

Knoblauch ist für sämtliche Stadien im Lebenszyklus des Schwarzkäfers giftig. Ätherisches Knoblauchöl wurde äußerlich auf Larven, Puppen und die ausgewachsenen Insekten aufgetragen. Am schädlichsten war es für die Larven, gefolgt von den Puppen und den ausgewachsenen Käfern. 20 bis 40 Stunden nach dem Auftragen kam es zu Vergiftungssymptomen, Beeinträchtigungen und Tod.[154] Ätherisches Knoblauchöl kann auch als Abwehrmittel eingesetzt werden. 90 Prozent der Larven verschwanden zwölf Stunden nach Versprühen des Öls.[155]

Ätherisches Knoblauchöl kann offenbar als wirksames Mittel gegen Mehlwürmer und Schwarzkäfer dienen.

### Schädlingsspray

- 850 ml Wasser
- 60 ml Olivenölseife
- 1 TL ätherisches Knoblauchöl

1. Alle Zutaten in einer knapp ein Liter fassenden Sprühflasche vermischen.
2. Direkt auf die Mehlwürmer und Käfer sprühen.

# Spinnen

Es gibt weltweit Zehntausende Spinnenspezies. In Europa sind nur die Bisse weniger Spinnen gefährlich für Menschen. Das sind die Europäische Schwarze Witwe, die Gartenkreuzspinne, die Ammen-Dornfinger sowie die Wasserspinne. Die meisten jedoch sind harmlos und nützlich: Sie fressen andere Insekten im Haus wie Ohrenkneifer, Kakerlaken, Mücken, Fliegen, Ameisen und noch einige andere kriechende oder fliegende Ungeziefer.

Obwohl sie nützlich sind, ist es nicht gut, zu viele Spinnen im Haus zu haben. Die Weibchen legen Eier in einen Sack oder Kokon und hängen diesen an ihr Netz oder tragen ihn herum. Ein Weibchen kann Hunderte Eier legen, das heißt, wenn diese schlüpfen, ist ein Befall im Haus sehr wahrscheinlich. Eine Spinne in einer dunklen Ecke oder ein paar, die irgendwo versteckt sitzen, sind in Ordnung, aber wenn sie überall gut sichtbar sitzen, ist es an der Zeit, sie loszuwerden.

Um Netze und Eisäcke zu entfernen, sollte man regelmäßig staubsaugen. Man sollte andere Insekten vom Haus fernhalten, damit Spinnen keine Nahrung finden. Durch Entrümpeln und Austrocknen feuchter Kellerräume verliert das Haus als Lebensraum an Attraktivität. Und zu guter Letzt sollte man Abwehrmittel im und ums Haus platzieren, um die Spinnen zu vertreiben.

Spinnen mögen den Geruch von Knoblauch nicht. Am besten versprüht man Knoblauchwasser (siehe Seite 120) an den Stellen, wo man Spinnen gesehen hat oder wo es Netze gibt. Hierbei gilt es besonders auf Türen und Fenster zu achten, an denen sie möglicherweise ins Haus kommen – wenn man die vorherigen losgeworden ist, möchte man ja nicht, dass wieder welche nachkommen. Man kann ein paar Tropfen Pfefferminzöl ins Knoblauchwasser tropfen. Auch Pfefferminz stößt Spinnen ab, und für uns Menschen kann der Geruch den des Knoblauchs etwas übertünchen.

## Stechmücken

Stechmücken sind hartnäckige Schädlinge, die es schon seit Millionen Jahren gibt. Sie sind kaum loszuwerden und noch schwerer zu meiden, wenn man sich draußen aufhält. Die Weibchen beißen Menschen, um ihr Blut für die Entwicklung ihrer Eier zu verwenden. Dabei injizieren sie ihren Speichel in die Haut, was eine Immunreaktion verursachen kann. Bei manchen Menschen führt das zu kleinen roten Punkten, bei anderen zu juckenden, geschwollenen roten Quaddeln.

Stechmücken riechen ihre Beute aus bis zu 50 Metern Entfernung und werden durch Kohlendioxid, Bewegungen sowie die chemischen Bestandteile von Schweiß und Wärme angezogen. Ein Mückenbiss mag einem wie eine Kleinigkeit vorkommen, aber diese lästigen Insekten können Krankheiten wie das West-Nil-Virus, Zika-Virus, Malaria und Gelbfieber übertragen. Um einen Biss zu vermeiden, verwenden viele Menschen Hautsprays oder -lotionen. Manche Personen tragen Papierstreifen mit dem chemischen Abwehrmittel auf dem Körper oder platzieren sie an Balkon oder Terrasse, um die Stoffe nicht direkt auf die Haut auftragen zu müssen.

Viele Menschen wollen diese Mittel vermeiden und wenden sich alternativ Naturprodukten zu. Knoblauch wehrt mehrere Mückenspezies ab, die dafür bekannt sind, das West-Nil-Virus, Hirnhautentzündung und Dengue-Fieber zu übertragen.

Giftige Zuckerköder mit mikroverkapseltem Knoblauchöl, teilweise noch mit einem Prozent Borsäurelösung versetzt, wurden verwendet, um zwei Arten Mücken anzulocken, die bekanntermaßen das West-Nil-Virus übertragen und/oder Hirnhautentzündung verursachen. Nach zwei Tagen lag die Sterblichkeitsrate für beide Mückenspezies, die die Zuckerköder mit Knoblauchöl gefressen hatten, bei 86 beziehungsweise 91 Prozent, die zusätzlich mit Borsäure präparierten Köder hatten zu einer Sterblichkeit von 91 und 99 Prozent geführt.[156]

Eine weitere Studie mit mikroverkapselten Knoblauchölködern untermauert die Effektivität des Knoblauchs, diesmal durchgeführt mit der Asiatischen Tigermücke, einem bekannten Dengue-Virus-Überträger. Gärten mit sehr vielen dieser Mücken wurden rundherum mit dem Knoblauchölköder besprüht. Innerhalb von vier Tagen war die Mückenpopulation bereits massiv dezimiert und ging weiterhin zurück. Nach 26 Tagen war die ursprüngliche Mückenpopulation auf 15 Prozent geschrumpft.[157]

Knoblauch kann zuverlässig eingesetzt werden, um Mückenbestände und so Infektions- und Erkrankungsrisiken einzudämmen.

## Zecken

Diese Parasiten nähren sich vom Blut anderer Tiere, und ihr Biss kann Krankheiten übertragen. Es gibt weltweit mehr als 900 verschiedene Spezies. In Nordamerika hat die Hirschzecke viel Aufmerksamkeit erhalten, da sie die Lyme-Borreliose überträgt. Hirschzecken sind klein, etwa drei Millimeter groß, und können unterschiedlich gefärbt sein, von rotbraun bis zu blaugrau. Sie passen sich ihrer Umgebung an und werden oft nicht bemerkt. Wenn sie merken, dass sich ein Wirt nähert, klettern sie an Strauchwerk, Gras oder Bäumen hoch und halten sich an dem vorbeikommenden Wirt fest. Sie kriechen auf ihm herum, bis sie eine gute Futterstelle finden, und verankern ihre Mundwerkzeuge tief in der Haut; dort bleiben sie tagelang und trinken Blut. Da ihre Bisse nicht wehtun, merken die meisten Menschen nicht, dass sie gebissen wurden. Daher sollte man nach einem Spaziergang im Wald oder in hohem Gras seinen Körper nach Zecken absuchen. Und vergessen Sie nicht Ihre Haustiere! Denn Zecken lieben auch sie.

Indem man sich bemüht, Zecken aus seinem Garten zu eliminieren, senkt man das Risiko, gebissen zu werden. Die meisten Bisse sind harmlos, aber manche Zecken sind Krankheitsüberträger und geben diese an Menschen und Tiere weiter. Zudem kann sich die Bisswunde entzünden. Den Rasen mähen und das Grundstück von Unrat sauber halten kann Lebensräume für Zecken limitieren. Häufig werden auch Pestizide versprüht, um Zecken fernzuhalten. Das kann funktionieren, doch Pestizide können andere Lebewesen schädigen, sowohl über- wie auch unterirdisch. Knoblauch als natürliches Spray kann Zecken abwehren und gefährdet weder andere Tiere noch die Umwelt.

In Connecticut wurde über einen Zeitraum von drei Jahren ein Knoblauchsaftspray eingesetzt, um festzustellen, inwieweit es das Larvenstadium von Hirschzecken beeinflussen kann. Da die Zecken in diesem Stadium noch sehr klein sind, ist es noch wahrscheinlicher, dass sie unbemerkt bleiben und die Lyme-Borreliose übertragen können. In der Zeit nach dem Sprühen reduzierten sich die Zeckenzahlen um bis zu 59 Prozent. Es bedurfte vieler Anwendungen, doch Knoblauch scheint geeignet zu sein, in Haus und Garten die Anzahl der Zecken einzudämmen.[158]

## Echter Mehltau

Diese Pilzkrankheit befällt meistens Gartenpflanzen und tritt im späteren Verlauf der Wachstumsperiode auf. Der Pilz greift junge Blätter an und bedeckt sie mit einem weißen oder grauen Puder, meistens auf der Oberseite. Die Blätter drehen sich nach innen und können braun werden und abfallen. Noch geschlossene Blüten, die mit Echtem Mehltau überzogen sind, hören auf zu wachsen und öffnen sich nicht. Die Pilzsporen können auf Pflanzen oder im Boden überwintern und durch Wind, Insekten oder Wasser von Pflanze zu Pflanze übertragen werden. Nicht nur Blütenpflanzen, auch verschiedene Gemüsesorten, darunter Tomaten, Bohnen und Kürbis, kann der Pilz infizieren. Zur Behandlung kann man Fungizide einsetzen. Ist eine Zimmerpflanze betroffen, helfen zu Staub verbrannte und über die Blätter gestreute Schwefellinsen. So wird der pH-Wert der Blätter verändert und das Wachstum des Mehltaus gehemmt.

Anstatt giftige Chemikalien oder einen teuren Schwefelbrenner zu verwenden, kann man mit einem Knoblauchspray das Wachstum sowie die Verbreitung des Echten Mehltaus stoppen. Direkt auf die Blätter der infizierten Pflanzen aufsprühen. Auch die Erde um die Pflanzen herum sollte besprüht werden, denn das verhindert, dass lebensfähige Pilzsporen bei Regen auf die Pflanze gelangen. Sowohl Knoblauch als auch Neem-Öl wirken antimykotisch und werden den Mehltau schnell beseitigen. Das Spülmittel fungiert als Emulgator, damit alles gut vermischt bleibt; ein kurzes Schütteln der Flasche vor der Anwendung ist dennoch empfehlenswert.

### Anti-Pilz-Spray mit Knoblauch

- 1 l Knoblauchwasser (siehe Seite 120)
- 1 TL Neem-Öl
- 1 Spritzer Spülmittel

Knoblauchwasser, Neem-Öl und Spülmittel in einer Sprühflasche vermischen. Schütteln und auf den Pilz sprühen.

## Fusariose

Fusarium befällt Pflanzen, beispielsweise Obst, Gemüse und Blühpflanzen. Das sieht aus wie übermäßiges Gewebewachstum an Blättern, Stängeln, Knollen und Früchten und erinnert an Schorf auf einer Wunde. Die daraus entstehenden krustigen Verletzungen bilden oben auf den Blättern und auf dem Fruchtfleisch Flecken. Schreitet die Infektion weiter voran, werden die Blätter löchrig, rollen sich ein und fallen vorzeitig ab. Die Frucht fault innen, was das Wachstum hemmt und sie ungenießbar macht. Ein Getreidefeld kann durch die Aussaat infizierter Samen oder durch von Wind, Wasser oder Arbeitern transportierte Sporen befallen werden. Ist die Fusariose einmal da, überlebt sie den Winter und ist schwer zu beseitigen. Sofern keine Maßnahmen zur Entfernung des Pilzes ergriffen werden, kann sie jedes Jahr wieder auftreten. Einige im Handel erhältliche Fungizide können gegen Fusariose eingesetzt werden.

Durch regelmäßiges Einsprühen mit Knoblauch während der Wachstumsphase kann verhindert werden, dass Fusarium Pflanzen und Früchte vernichtet.[159] Sowohl das einfache Knoblauchwasser (siehe Seite 120) als auch das Anti-Pilz-Spray (siehe Anwendung gegen Mehltau) können den für diese Infektion verantwortlichen Pilz abtöten. Diese Methode vermeidet den Einsatz schädlicher Chemikalien, die andere Pflanzen, nützliche Insekten, Haustiere und sogar Kinder gefährden können.

## Spinnmilben

Es gibt viele Arten von Spinnmilben, und sie alle sind enorm destruktiv für Zimmer- und Gartenpflanzen. Eine der häufigsten Arten ist die Gemeine Spinnmilbe. Dieses Spinnentier ist winzig, nur etwa einen halben Millimeter groß. Es lebt in einer Kolonie und befällt über 200 Pflanzenarten, darunter Bäume, Zierpflanzen, Gemüse und Obst. Die Eier überwintern auf den Pflanzen. Steigen die Temperaturen, schlüpfen sie und innerhalb weniger Wochen kann die Zahl der Milben exponentiell explodieren. Sie ernähren sich von Pflanzen, indem sie mit ihrem nadelartigen, stechenden Mund das pflanzliche Gewebe durchschneiden. Dadurch entstehen überall auf den Blättern gelbe oder weiße Flecken. Die Blätter werden nach einer Weile gelb oder kupferfarben und fallen ab. Pflanzen werden braun und verwelken. Starker oder sehr lang anhaltender Befall mit Spinnmilben tötet die Pflanze.

Um die Populationen einzudämmen, kann man die Pflanzen mit Wasser besprühen, um einige der Milben zu vertreiben. Doch das entfernt nur einen Teil der Milben und der wird schnell wieder aufgefüllt. Man kann andere Insekten einsetzen, um Jagd auf die Spinnmilben zu machen. Unter bestimmten Bedingungen ist das zwar effektiv, jedoch ist das Endergebnis schwer abzusehen. Insektizide zerstören Spinnmilben, doch viele greifen auch die Pflanze, andere Insekten oder Pflanzen in der Umgebung an. Man sollte sie nur besonnen anwenden und sich nach biologischen Alternativen mit weniger Nebenwirkungen umsehen.

Knoblauch wehrt die Gemeine Spinnmilbe auf natürliche Weise ab. Diese Milben befallen Erdbeeren und können ganze Anpflanzungen verwüsten. Knoblauch im Zwischenfruchtanbau mit Erdbeeren senkte die Anzahl von Spinnmilben auf den Erdbeeren um 52 Prozent.

Zudem verringerte sich auf diesen Pflanzen das Vorkommen von Eiern um 64 Prozent im Vergleich zu Pflanzen ohne Knoblauch als Zwischenfrucht. Je mehr Knoblauchreihen zwischen den Erdbeerreihen, desto stärker wurden die Spinnmilben vertrieben.[160] Falls Spinnmilben ein Thema sind, sollte man sich überlegen, Knoblauch im Garten oder ums Haus herum anzupflanzen.

# 4
# Außergewöhnliche Anwendungen

## Aphrodisiakum

Der Begriff Aphrodisiakum wurde von Aphrodite abgeleitet, der griechischen Liebesgöttin. Im Lauf der Jahrhunderte wurden pflanzliche und tierische Produkte eingesetzt, um das sexuelle Verlangen und damit auch Leistung und Vergnügen zu steigern. Das natürliche Aphrodisiakum im Körper sind Pheromone, Chemikalien, die der Körper ausschüttet und deren Geruch unterbewusst andere Personen anzieht, indem er physiologische und Verhaltensreaktionen auslöst. Darüber hinaus kann man sexuelle Lust und Anziehung über die Ernährung und andere Mittel vergrößern.

Knoblauch gilt als wirksames Aphrodisiakum und wird seit Jahrhunderten zur Steigerung der Libido eingesetzt. Fairerweise sei gesagt, dass bei der Anwendung als Aphrodisiakum beide Partner beteiligt sein sollten. Knoblauch verursacht einen stark riechenden Atem, doch diesen bemerkt man am anderen viel weniger, wenn der eigene Atem auch nach Knoblauch riecht. Angenehmer wird das Ganze, wenn man nach dem Knoblauchkonsum Pfefferminzblätter, rohe Salatblätter oder Äpfel[161] isst, um die geruchsbildenden Verbindungen zu neutralisieren.

Möglicherweise rührt der Ruf des Knoblauchs von einem physiologischeren Effekt her. Bei an Atherosklerose erkrankten Personen verstopfen Beläge die Arterien, wodurch der Blutfluss verringert wird, unter anderem der zum Penis, was Erektionen schwächt. Durch die Aufnahme großer Mengen Knoblauch verringert sich der Umfang ihrer Ablagerungen um bis zu 18 Prozent.[162] Das Blut fließt nun schneller und erreicht leicht die Bereiche, an denen es benötigt wird. Auch Bluthochdruck wirkt sich auf die Erektionsfähigkeit aus. Er verändert die Biegsamkeit der Blutgefäße, wodurch Blut langsamer in den Penis hinein- und schneller wieder herausfließt. Knoblauch kann zur Senkung sowohl des systolischen wie auch des diastolischen Blutdrucks beitragen.[163]

## Deko für Geschenke

Das ganze Jahr über verschenkt man etwas, um besondere Gelegenheiten, persönliche Erfolge oder sonst etwas Denkwürdiges zu feiern. Ein hübsch verpacktes Geschenk zeigt, dass man sich bemüht hat, für die zu beschenkende Person das Richtige auszuwählen, insbesondere, wenn das Design handgemacht und einzigartig ist.

Statt eine Schleife aufs Geschenk zu binden, können zwei oder drei junge Knoblauchknollen kunstvoll arrangiert und die Stängel mit Bindfaden fixiert werden, damit sie an Ort und Stelle bleiben. Dieser organische Touch wirkt sehr wertig und funktioniert gut mit Sackleinen, Segeltuch, Leinen oder braunem Packpapier. Zum Schluss vervollständigen ein paar Zweige frischer Kräuter als Farbtupfer sowie ein personalisierter Geschenkanhänger den Look.

## Desinfektionsspray

Unzählige Produkte werden als keimvernichtende Putzmittel angepriesen, die Arbeitsflächen, Spülbecken und Fenster zum Strahlen bringen. Abseits dieser wunderbaren Behauptungen gibt es in den USA keine staatlichen Regulierungen für Chemikalien in Haushaltsprodukten, weshalb viele giftige und gesundheits- sowie umweltschädliche Verbindungen enthalten sein können. Neben als krebserregend bekannten Substanzen und Formaldehyd sind auch andere hochgiftige Inhaltsstoffe, die Fortpflanzungs- und Atemwegsorgane sowie die Nerven schädigen, darin nachzuweisen. Im Lauf der Zeit können sich diese Chemikalien in unserem Körper anhäufen und Krankheiten auslösen. Wird in der Gebrauchsanleitung das Tragen einer Schutzbrille und von Handschuhen empfohlen und wird darauf hingewiesen, dass das Einatmen schädlich oder tödlich sein könnte, sollte man die Finger davonlassen. Nur sieben Prozent aller Reinigungsprodukte listen sämtliche Inhaltsstoffe auf; und auch wenn Produkte behaupten, natürlich oder grün zu sein, können sie giftig sein, am besten ist man also auch hier auf der Hut.

Ein simples, ungiftiges Desinfektionsspray kann man zu Hause mit einer kurzen Liste überall erhältlicher Inhaltsstoffe herstellen. Es ist sicher für Familie, Haustiere und Umwelt. Diese Lösung vernichtet Keime, entfernt Schmutz und Rückstände von Oberflächen. Sie kann auf Schneidebrettern, Arbeitsflächen (nicht Marmor oder Granit), Fenstern, Spülbecken, Mikrowellen, Fliesen und rostfreiem Stahl angewendet werden.

### Desinfektionsspray

- 240 ml Wasser
- 240 ml Apfelessig
- 6 grob gehackte Knoblauchzehen
- 20 Tropfen ätherisches Orangen-, Eukalyptus- oder Lavendelöl (optional)

1. Wasser, Apfelessig und gehackte Knoblauchzehen vermischen. Falls gewünscht, ätherisches Öl hinzufügen. Es intensiviert die Reinigungs- und Desinfektionskraft und verbessert das Aroma.
2. Vor der Anwendung etwa eine halbe Stunde setzen lassen. Auf Oberflächen sprühen und mit einem sauberen Mikrofasertuch abwischen.

## Gesprungenes Glas reparieren

Haarrisse in Fenstern, Duschwänden, Tischplatten oder Spiegeln beginnen als kleine, dünne, aderähnliche Linien, die sich mit der Zeit ausbreiten und vertiefen können. Gesprungenes Glas kann die Haut verletzen und zerbrechen, wenn darauf Druck ausgeübt wird. Es stellt zu Hause ein Sicherheitsrisiko dar und sollte sofort in Ordnung gebracht werden. Knoblauch kann Risse in Glas stabilisieren und einer Vergrößerung vorbeugen.

Dafür einfach eine Knoblauchzehe zerdrücken und die klebrige, dickflüssige Masse direkt auf den Riss reiben. Auf beiden Seiten des Glases anwenden, falls der Riss ganz durchgeht. Trocknen lassen, bei Bedarf erneut auftragen. Der Knoblauchsaft klebt die beiden Glasseiten zusammen und beugt weiterem Schaden vor oder verlangsamt diesen zumindest.

## Köder und Lockmittel

Angeln kann ein Job, Hobby oder gemeinschaftliches Erlebnis mit Freunden sein. Es kann der Nahrungsbeschaffung dienen oder einfach nur dem Abschalten und Entspannen. Für die meisten Angler ist das Ziel, so viele Fische wie möglich (oder erlaubt) zu angeln, und dazu braucht man vernünftige Köder. Gute Köder verlocken Fische dazu, in den Haken zu beißen, aber unterschiedliche Fische bevorzugen unterschiedliche Köder. Natürliche oder lebendige Köder sind eine effiziente Methode, um Fische zu fangen, da ihnen Geruch, Textur und Farbe vertraut sind. Würmer sind einer der bekanntesten und weitverbreitetsten lebenden Köder. Auch Blutegel und Elritzen werden erfolgreich eingesetzt und sind im Angelladen erhältlich. Um Geld zu sparen, kann man versuchen, Schnecken, Muscheln oder Insekten wie Käfer und Raupen zu sammeln – Fische lieben sie ebenso. Der künstliche Köder ist eine weitere Option. Es gibt Hunderte zur Auswahl. Sie sind so hergestellt, dass sie für Fische attraktiv aussehen und durch ihre Bewegungen, Farben und Formen Beute imitieren.

Beides hat Nachteile: Künstliche Köder können teuer sein und der Umgang mit natürlicher, lebendiger Beute ist nicht jedermanns Sache. Knoblauch ist eine von manchen Anglern empfohlene ungewöhnliche Alternative, da der starke Geruch auf Fische überaus anziehend wirkt.

Es gibt sogar eine Reihe von Knoblauchölprodukten, die als Köder- und Locksprays vermarktet werden. Sie sollen bei Forellen, Regenbogenforellen und Lachsen sehr gut funktionieren. Manche künstlichen Köder dünsten über ihr Weichplastik sogar Knoblauchgeruch aus. Knoblauch überlagert zudem auch menschliche Gerüche, die nach dem Anfassen an den Ködern haften können. Zur Herstellung eigener Lockmittel zu Hause folgen hier zwei Rezepte.

### Knoblauchspray für Fischköder

- 120 ml Olivenöl
- 60 g Knoblauchpulver

1. Die beiden Zutaten in einem Glas zu einem Brei verrühren.
2. Weichplastikköder kann man ein paar Stunden darin einlegen, bevor man angeln geht, oder man füllt die Masse in eine Sprühflasche, sprüht sie auf die Köder und lässt sie trocknen.

### Knoblauchköder

- 1 EL Vaseline
- 1 TL Knoblauchpulver

1. Die beiden Zutaten gründlich verrühren.
2. Vor dem Angeln eine dünne Schicht auf dem Köder verteilen.

## Klebstoff

Klebstoffe werden seit Tausenden von Jahren verwendet: Man hat sie in alten Gegenständen wie ägyptischen Holzmöbeln und griechischen Fliesenböden gefunden.

Früher wurden Kleber aus organischen Verbindungen mit haftenden Eigenschaften, die Oberflächen zusammenhalten können, gewonnen. Die ersten Klebstoffe wurden mit Kollagen aus Haut, Knochen und anderem Bindegewebe hergestellt.

Später entdeckte man andere klebrige tierische Proteine wie Casein aus Milch und Albumin aus Blut. Aus Pflanzen wurden unter anderem Agar, Algin und Gummiarabikum extrahiert und zur Klebstoffherstellung eingesetzt. Vor einigen Jahrhunderten nutzten italienische Maler Knoblauch als Klebstoff für ihre Wand- und Staffeleigemälde.[164] Heute wird Kleber in zahllosen Produkten eingesetzt und findet sogar in der Medizin Verwendung, indem er Stiche zum Schließen von Wunden ersetzt.

Klebstoffe können leicht erworben werden und sind relativ preisgünstig, doch die am häufigsten zu Hause verwendeten Kleber sind petroleum- oder lösungsmittelbasiert und voller schädlicher Chemikalien, die zu Hautirritationen und Atembeschwerden führen können. Um diese Probleme zu vermeiden, kann man durch das Pressen einer Zehe und die Verwendung des Saftes einfachen Knoblauchkleber herstellen. Er klebt Papier hervorragend – wenn also ein alter Umschlag nicht mehr klebt, lässt sich dieser mit Knoblauchsaft versiegeln. Besonders Kindern kommt es zugute, diesen umweltfreundlichen Kleber in ihren Kunstprojekten zu verwenden. Eltern können sie einfach machen lassen, ohne sich über eventuelle unerwünschte Reaktionen auf schädliche Giftstoffe sorgen zu müssen.

## Kränze

Befasst man sich mit dem Vorkommen von Kränzen im Lauf der Geschichte, erhält man einen Einblick in Kultur und Tradition der jeweiligen Zeit. Griechen und Römer stellten ringförmige Kränze aus Zweigen, Früchten, Blumen und Blättern her. Sie wurden auf dem Kopf getragen und standen für Status, Tätigkeit, soziale Stellung oder andere Leistungen. Heute erhalten Studenten beim Studienabschluss in vielen Ländern einen Lorbeerkranz, der ihren akademischen Erfolg repräsentiert.

Auch in der Geschichte des Christentums sind Kränze von Bedeutung. Adventskränze aus immergrünen Zweigen und vier Kerzen erinnerten die Gläubigen daran, Jesu Geburt zu feiern und sich auf seine mögliche Rückkehr vorzubereiten. In vielen Familien hat das Aufhängen von Weihnachtskränzen Tradition. Die meisten bestehen aus frischem Immergrün, doch es gibt inzwischen auch sehr farbenfrohe und kunstvolle Designs. Heute werden Kränze zu so gut wie allen besonderen Anlässen eingesetzt und können überall im Haus aufgehängt werden. Sie bestehen aus natürlichem und künstlichem Grün, ein paar Stoffbändern, Früchten, Blumen oder Beeren und allem anderen, was man im Bastelbedarf finden kann. Manche sind klein und können als Kerzenringe verwendet werden, andere sind groß und hängen über dem Kamin. Sie können elegant oder konventionell sein, lässig oder förmlich. Kränze sind in egal welchem Stil eine beliebte Deko zu jeglichem Ereignis.

Durch natürliche Elemente wird der Kranz frisch und organisch und verleiht Räumen ein heimeliges Flair. Um dem Einsatz künstlicher Dekogegenstände etwas aufzulockern und einen Ausgleich zu schaffen, kann man mit gekonnt eingearbeitetem Knoblauch Licht, Form und Textur zum Dekoelement hinzufügen. Oder man bastelt einen Kranz nur aus Knoblauch.

### Einfacher Knoblauchkranz

- 1 Drahtring, Ø 30 cm
- 1 Zeitung
- Bindedraht
- Steckdraht
- Knoblauchknollen

1. Die Zeitungsblätter längs einrollen, zerknittern und so lange um den Drahtring wickeln, bis er vollständig eingehüllt ist.
2. Das Papier fixieren, indem man es rundherum mit dem Bindedraht umwickelt. Die beiden Drahtenden miteinander verzwirbeln, damit sie fixiert sind.
3. Als Nächstes sticht man den Steckdraht durch die Mitte von drei Knoblauchknollen. An beiden Seiten sollen ein paar Zentimeter herausschauen. Die Knollen über den Drahtkranz legen und die Drahtenden auf der Rückseite befestigen.
4. So oft wiederholen, bis der gesamte Kranz mit Knoblauchknollen geschmückt ist. Wenn man die kleineren Knollen nach innen und die größeren am Rand platziert, erhält man einen einheitlicheren Look.

Hinweis: Dieser Kranz wird am Anfang stark nach Knoblauch riechen, das lässt aber mit der Zeit nach. Möchten Sie länger etwas vom Knoblauchgeruch haben, können Sie statt Draht einfach Kleber verwenden, um die Knollen fest und sicher am Rahmen anzubringen.

## Seekrankheit

Die Reisekrankheit ist etwas, das beinahe jeder irgendwann im Leben einmal erlebt hat. Wer bei starkem Wind und unruhigem Wasser im Boot auf dem Meer unterwegs ist, sieht sich oft ruckartigen Bewegungen nach oben und unten, zu den Seiten und im Kreis ausgesetzt, die zu starkem Schwindel, kaltem Schweiß, Übelkeit und bei manchen Leuten zu Erbrechen führen können. Dazu kommt es, wenn die über Augen, Körper und das Innenohr empfangenen Signale widersprüchliche Botschaften ans Gehirn senden. Die hiergegen häufig verschriebenen Medikamente in

Form von Tabletten oder Pflastern können Benommenheit, trockenen Mund, verschwommenes Sehen und Orientierungslosigkeit auslösen.

Eine natürliche Prävention der Seekrankheit ist das Kauen von Knoblauchzehen vor und während der Fahrt. Ganz wichtig ist es, vorab damit anzufangen. Knoblauch erst zu verwenden, wenn die Übelkeit bereits eingesetzt hat, wird wahrscheinlich nichts helfen. Diese Lösung ist sicher besser praktikabel, wenn man mit Familie und Freunden auf kleineren Schiffen unterwegs ist, denen der Knoblauchgeruch nichts ausmacht, weil sie wissen, dass der Knoblauch sie davor schützt, seekrank zu werden. Auf größeren Schiffen hingegen, auf denen viele Fremde mitfahren, sind die Mitfahrenden vielleicht nicht so nachsichtig und machen einen Bogen um Sie. Das Gute daran ist, dass Sie dann viel Platz haben, um die Aussicht zu genießen.

## Splitter

Splitter sind kleine Stückchen Holz, Metall, Glas oder sonst etwas, das in scharfe Teile zerbrechen und in die Haut eindringen kann. Oft holt man sich Splitter, wenn man barfuß über einen groben Holzboden läuft oder zerbrochenes Glas aufhebt. Splitter sind schmerzhaft und können bluten. Oft sieht man sie unter der Haut, doch manche sind fest ins Gewebe eingekapselt und müssen von einem Arzt entfernt werden.

Oberflächliche Splitter können zu Hause mit der Pinzette herausgezogen werden. Dafür greift man das Ende des Splitters fest mit der Pinzette und zieht vorsichtig in die entgegengesetzte Richtung, in der das Teil in die Haut eingedrungen ist. Wenn das nicht erfolgreich ist oder ein Stückchen unter der Haut bleibt, ist eine andere Methode gefragt.

Eine dünne Schicht Trägeröl (Mandel oder Jojoba) auftragen, um die Haut zu schützen. Eine Scheibe rohen Knoblauch darauflegen. Den Knoblauch mit Klebeband oder einem Verband fixieren und nach ein paar Stunden einen Blick unter den Knoblauch werfen. Falls der Splitter noch nicht herausgekommen ist: Keine Sorge, jeder Mensch hat eine andere Reaktionszeit. Doch irgendwann dürfte der Splitter sich aus der Haut herausgearbeitet haben. Dann kann man ihn vorsichtig mit einer Pinzette entfernen. Wenn man empfindlich auf rohen Knoblauch auf der Haut reagiert und ein Brennen spürt, sollte diese Methode nicht angewendet werden.

## Weihnachtliche und festliche Dekorationen

Im Lauf eines Jahres gibt es viele Feiertage und Festivitäten, zu denen man sich mit Familie und Freunden verabredet, um Traditionen, Religion, Menschen und Ereignisse zu feiern. Jeder Anlass hat seine eigenen thematisch passenden Dekorationen, oft mit typischen Farbkombinationen wie Rot und Grün für Weihnachten oder Orange und Schwarz für Halloween. Wenn Sie nicht jedes Jahr dieselbe Deko haben möchten, dann können Sie diese auch ganz einfach selbst basteln. Knoblauchknollen sind der perfekte Ausgangspunkt für niedliche und lustige Accessoires, die den Tag versüßen.

Für den Valentinstag werden zwei ganze Knollen rot angemalt. Jede bekommt Stielaugen aus dem Bastelbedarf, eine Knolle dazu noch Wimpern, und beiden wird ein Lächeln aufgezeichnet. Dieses süße Paar kann man auf einem Tisch in Szene setzen, wo es gut gesehen wird. Ähnlich kann man Deko für andere Feierlichkeiten basteln. Für Weihnachten mit Marker gezeichnete Elfengesichter aus Knoblauchknollen, mit ein bisschen Kreativität entstehen dazu kegelförmige Mützen oder Ohren aus Filz. Für Halloween kann man die Knollen orange anmalen und die Stängelspitze grün. Mit schwarzem Marker bekommt dieser Knoblauch-»Kürbis« dann noch ein Gruselgesicht. Diese Accessoires eignen sich nur für die Verwendung im laufenden Jahr und sollten nicht aufbewahrt werden, in der Hoffnung, sie im nächsten Jahr wiederverwenden zu können. Da müssen sie neu gemacht werden, aber das ist ja das Tolle daran!

# Über die Autorin

Susan Branson hat einen Abschluss in Biologie von der St. Francis Xavier University und erwarb anschließend ihren Master in Toxikologie an der Universität von Ottawa. Danach ging sie in die Forschung: direkt am Subjekt, im Labor, als Autorin und in der Verwaltung. Nach der Geburt ihres zweiten Kindes entschied sie sich, eine Auszeit von der Forschung zu nehmen. Neben ihrer Tätigkeit als Hausfrau und Mutter nahm sie Geigenunterricht, belegte Fotokurse, erwarb ein Schreibdiplom und wurde schließlich ganzheitliche Ernährungsberaterin. Susan ist Mitglied der Alumni-Vereinigung der CSNN, Kanadas führender Schule für ganzheitliche Ernährung.

# Quellenverzeichnis


1 Mirondo, R.; Barringer, S. (2016): »Deodorization of garlic breath by foods, and the role of polyphenol oxidase and phenolic compounds«. Journal of Food Science 81 (10): S. C2425–C2430

2 Koch, H. P.; Lawson, L. D. (1996): Garlic: The Science and Therapeutic Application of Allium sativum L. and Related Species. New York, New York: Williams and Wilkind

3 Moyers, S. B. (1996): Garlic in Health, History, and World Cuisine. St. Petersburg, Florida: Suncoast Press

4 Lawson, L. D.; Bauer, R. (1998): Phytomedicines of Europe: Chemistry and Biological Activity. Washington, DC. ACS Symposium Series 691, American Chemical Society. S. 176–209

5 Moyers, S. B.: Garlic in Health, History, and World Cuisine

6 Green, O. C.; Polydors, N. G. (1993): »The chemistry of garlic and onions.« Garlic, Cancer and Heart Disease: Review and Recommendations. Chicago, Illinois: GN Communications. S. 21–41

7 Riddle, J. M. (1996): »The medicines of Greco-Roman antiquity as a source of medicines for today«. Prospecting for Drugs in Ancient and Medieval European Texts: A Scientific Approach. Amsterdam, The Netherlands: Harwood Academic Publishers. S. 7–17

8 Koch, H. P. et al.: Garlic: The Science and Therapeutic Application of Allium sativum L. and Related Species

9 Ebd.

10 Bergner, P. (1996): The Healing Power of Garlic. Rocklin, California: Prima Publishing. S. 3–26

11 Moyers, S. B.: Garlic in Health, History, and World Cuisine

12 Shin, I. S.; Hong, J.; Jeon, C. M.; Shin, N. R.; Kwon, O. K.; Kim, H. S.; Kim, J. C.; Oh, S. R.; Ahn, K. S. (2013): »Diallyl-disulfide, an organosulfur compound of garlic, attenuates airway inflammation via activation of the Nrf-2/HO-1 pathway and NF-kappaB suppression«. *Food and Chemical Toxicology* 62: S. 506–513

13 Zare, A.; Farzaneh, P.; Pourpak Z.; Zahedi F.; Moin M.; Shahabi S.; Hassan Z. M. (2008): »Purified aged garlic extract modulates allergic airway inflammation in BALB/c mice«. *Iran Journal of Allergy Asthma and Immunology* 7 (3): S. 133–141

14 Josling, P. (2001): »Preventing the common cold with a garlic supplement: a double-blind, placebo-controlled survey«. *Advances in Therapy* 18 (4): S. 189–193

15 Bielory, L. (2004): »Complementary and alternative interventions in asthma, allergy, and immunology«. *Annals of Allergy, Asthma & Immunology* 93 (2 Suppl 1): S. 45–54

16 Weber, N. D.; Andersen, D. O.; North, J. A.; Murray, B. K.; Lawson, L. D.; Hughes, B. G. (1992): »In vitro virucidal effects of *Allium sativum* (garlic) extract and compounds«. *Planta Medica* 58: S. 417–423

17 Nantz, M. P.; Rowe, C. A.; Muller, C. E.; Creasy, R. A.; Stanilka, J. M.; Percival, S. S. (2012): »Supplementation with aged garlic extract improves both NK and γδ-T cell function and reduces the severity of cold and flu symptoms: a randomized, double-blind, placebo-controlled nutrition intervention«. *Clinical Nutrition* 31 (3): S. 337–344

18 Josling: »Preventing the common cold with a garlic supplement: a double-blind, placebo-controlled survey«

19 Abrams, G. A.; Fallon, M. B. (1998): »Treatment of hepatopulmonary syndrome with *Allium sativum* L. (garlic): a pilot trial«. *Journal of Clinical Gastroenterology* 27 (3): S. 232–235

20 Najafi Sani, M.; Kianifar, H. R.; Kianee, A.; Khatami, G. (2006): »Effect of oral garlic on arterial oxygen pressure in children with hepatopulmonary syndrome«. *World Journal of Gastroenterology* 12 (15): S. 2427–2431

21 Ide, N.; Lau, B. H. (1997): »Garlic compounds protect vascular endothelial cells from oxidized low density lipoprotein–induced injury«. *Journal of Pharmacy and Pharmacology* 49: S. 908–911

22 Koscielny, J.; Klussendorf D.; Latza, R.; Schmitt, R.; Radtke, H.; Siegel, G.; Kiesewetter, H. (1999): »The antiatherosclerotic effect of *Allium sativum*«. *Atherosclerosis* 144: S. 237–249

23 Breithaupt-Grogler, K.; Ling, M.; Boudoulas, H.; Belz, G. G. (1997): »Protective effect of chronic garlic intake on elastic properties of aorta in the elderly«. *Circulation* 96: S. 2649–2655

24 Li, G.; Shi, Z.; Jia, H. et al (2000): »A clinical investigation on garlicin injectio for treatment of unstable angina pectoris and its actions on plasma endothelin and blood sugar levels«. *Journal of Traditional Chinese Medicine* 20 (4): S. 243–246

25 Xiong, X. J.; Wang, P. Q.; Li, S. J.; Li, X. K.; Zhang, Y. Q.; Wang, J. (2015): »Garlic for hypertension: A systematic review and meta-analysis of randomized controlled trial«. *Phytomedicine* 22 (3): S. 352–361

26 Ried, K.; Frank, O. R.; Stocks, N. P. (2013): »Aged garlic extract reduces blood pressure in hypertensives: a dose–response trial«. *European Journal of Clinical Nutrition* 67 (1): S. 64–70

27 Ried, K.; Travica, N.; Sali, A. (2016): »The effect of aged garlic extract on blood pressure and other cardiovascular risk factors in uncontrolled hypertensives: the AGE at heart trial«. *Integrated Blood Pressure Control* 9: S. 9–21

28 Mahdavi-Roshan, M.; Nasrollahzadeh, J.; Mohammad Zadeh, A.; Zahedmehr, A. (2016): »Does garlic supplementation control blood pressure in patients with severe coronary artery disease? A clinical trial study«. *Iranian Red Crescent Medical Journal* 18 (11): S. e23871

29 Lamm, D.; Riggs, D. R. (2000): »The potential application of *Allium sativum* (garlic) for the treatment of bladder cancer«. *Urologic Clinics North America* 27: S. 157–162

30 Shin, D.Y.; Cha, H. J.; Kim, G. Y.; Kim, W. J.; Choi, Y. H. (2013): »Inhibiting invasion into human bladder carcinoma 5637 cells with diallyl trisulfide by inhibiting matrix metalloproteinase activities and tightening tight junctions«. *International Journal of Molecular Science* 14 (10): S. 19911–19922

31 Kim, W. T.; Seo, S. P.; Byun, Y. J.; Kang, H. W.; Kim, Y. J.; Lee, S. C.; Jeong, P.; Seo, Y.; Choe, S. Y.; Kim, D. J.; Kim, S. K.; Moon, S. K.; Choi, Y. H.; Lee, G. T.; Kim, I. Y.; Yun, S. J.; Kim, W. J. (2017): »Garlic extract in bladder cancer prevention: evidence from T24 bladder cancer cell xenograft model, tissue microarray, and gene network analysis«. *International Journal of Oncology* 51 (1): S. 204–212

32 Roseblade, A.; Ung, A.; Bebawy, M. (2017): »Synthesis and in vitro biological evaluation of thiosulfinate derivatives for the treatment of human multidrug-resistant breast cancer«. *Acta Pharmacologia Sinica* 38 (10): S. 1353–1368

33 Sigounas, G.; Hooker, J.; Anagnostou, A.; Steiner, M. (1997): »S-allylmercaptocysteine inhibits cell proliferation and reduces the viability of erythroleukemia, breast, and prostate cancer cell lines«. *Nutrition and Cancer* 27: S. 186–191

34 Pourzand, A.; Tajaddini, A.; Pirouzpanah, S.; Asghari-Jafarabadi, M.; Samadi, N.; A. Ostadrahimi, R.; Sanaat, Z. (2016): »Associations between dietary allium vegetables and risk of breast cancer: a hospital-based matched case-control study«. *Journal of Breast Cancer* 19 (3) S. 292–300

35 Tanaka, S.; Haruma, K.; Yoshihara, M.; Kajiyama, G.; Kira, K.; Amagase, H.; Chayama, K. (2006): »Aged garlic extract has potential suppressive effect on colorectal adenomas in humans«. *Journal of Nutrition* 136 (3): S. 821S–826S

36 Ngo, S. N.; Williams D. B.; Cobiac, L.; Head, R. J. (2007): »Does garlic reduce risk of colorectal cancer? A systematic review«. *Journal of Nutrition* 137 (10): S. 2264–2269

37 Bespalov, V. G.; Barash, N.; Ivanova, O. A.; Krzhivitskiĭ, P.; Semiglazov, V. F.; Aleksandrov, V. A.; Sobenin, N. A.; Orekhov, A. N. AN (2004): »Study of an antioxidant dietary supplement ›Karinat‹ in patients with benign breast disease«. *Voprosy Onkologii* 50 (4): S. 467–472

38 Jeong, J. W.; Park, S.; Park, C. et al. (2014): »N-benzyl-N-methyldecan-1-amine, a phenylamine derivative isolated from garlic cloves, induces G2/M phase arrest and apoptosis in U937 human leukemia cells«. *Oncology Reports* 32 (1): S. 373–381

39 Park, C.; Park, S.; Chung, Y. H. et al. (2014): »Induction of apoptosis by a hexane extract of aged black garlic in the human leukemic U937 cells«. *Nutritional Research and Practice* 8 (2): S. 132–137

40 Ling H.; He, J.; Tan, H. et al. (2017): »Identification of potential targets for differentiation in human leukemia cells induced by diallyl disulfide«. *International Journal of Oncology* 50 (2): S. 697–707

41 Xu, B.; Monsarrat, B.; Gairin, J. E.; Girbal-Neuhauser, E. (2004): »Effect of ajoene, a natural antitumor small molecule, on human 20 S proteasome activity in vitro and in human leukemic HL60 cells«. *Fundamentals of Clinical Pharmacology* 18 (2): S. 171–180

42 Myneni, A. A.; Chang, S. C.; Niu, R. et al. (2016): »Raw garlic consumption and lung cancer in a Chinese population«. *Cancer Epidemiology, Biomarkers & Prevention* 25 (4): S. 624–633

43 Wang, Y.; Sun, Z.; Chen, S.; Jiao, Y., Bai, C. (2016): »ROS-mediated activation of JNK/p38 contributes partially to the pro-apoptotic effect of ajoene on cells of lung adenocarcinoma«. *Tumour Biology* 37 (3): S. 3727–3738

44 Wang, K.; Wang, Y., Qi, Q. et al. (2016): »Inhibitory effects of S-allylmercaptocysteine against benzo(a)pyrene-induced precancerous carcinogenesis in human lung cells«. *International Immunopharmacology* 34: S. 37–43

45 Kodali, R. T.; Eslick, G. D. (2015): »Meta-analysis: Does garlic intake reduce risk of gastric cancer?« *Nutritional Cancer* 67 (1): S. 1–11

46 Gonzalez, C. A.; Pera, G.; Agudo, A. et al. (2006): »Fruit and vegetable intake and the risk of stomach and oesophagus adenocarcinoma in the European Prospective Investigation into Cancer and Nutrition (EPIC-EURGAST)«. *International Journal of Cancer* 118: S. 2559–2566

47 Zhang, W.; Ha, M.; Gong, Y.; Xu, Y.; Dong, N.; Yuan, Y. (2010): »Allicin induces apoptosis in gastric cancer cells through activation of both extrinsic and intrinsic pathways«. *Oncology Reports* 24: S. 1585–1592

48 Yan, J. Y.; Tian, F. M.; Hu, W. N.; Zhang, J. H.; Cai, H. F.; Li, N. (2013): »Apoptosis of human gastric cancer cells line SGC 7901 induced by garlic- derived compound S-allylmercaptocysteine (SAMC)«. *European Review for Medical and Pharmacological Sciences* 17 (6): S. 745–751

49 Park, H. S.; Kim, G. Y.; Choi, I. W.; Kim, N. D.; Hwang, H. J.; Choi, Y. W.; Choi, Y. H. (2011): »Inhibition of matrix metalloproteinase activities and tightening of tight junctions by diallyl disulfide in AGS human gastric carcinoma cells«. *Journal of Food Science* 76: S. T105–111

50 O'Gara, E. A.; Hill, D. J.; Maslin, D. J. Maslin (2000): »Activities of garlic oil, garlic powder, and their diallyl constituents against *Helicobacter pylori*«. *Applied and Environmental Microbiology* 66: S. 2269–2273

51 Sivam, G. P. (2001): »Protection against *Helicobacter pylori* and other bacterial infections by garlic«. *Journal of Nutrition* 131 (3s): S. 1106S–1108S

52 Jonkers, D.; Van den Broek, E.; Van Dooren, I.; Thijs, C.; Dorant, E.; Hageman, G.; Stobberingh, E. (1999): »Antibacterial effect of garlic and omeprazole on *Helicobacter pylori*«. *The Journal of Antimicrobial Chemotherapy* 43 (6): S. 837–839

53 El-Ashmawy, N. E.; Khedr, E. G.; El-Bahrawy, H. A.; Selim, H. M. (2016): »Gastroprotective effect of garlic in indomethacin induced gastric ulcer in rats«. *Nutrition* 32 (7–8): S. 849–854

54 Wang, Q.; Wang, Y.; Ji, Z. et al. (2012): »Risk factors for multiple myeloma: a hospital-based case-control study in Northwest China«. *Cancer Epidemiology* 36 (5): S. 439–444

55 Bagul, M.; Kamanu, S.; Wilson, T. A. (2015): »Crude garlic extract inhibits cell proliferation and induces cell cycle arrest and apoptosis of cancer cells in vitro«. *Journal of Medicinal Food* 18 (7): S. 731–737

56 Zhou, X. F.; Ding, Z. S.; Liu, N. B. (2013): »Allium vegetables and risk of prostate cancer: evidence from 132,192 subjects«. *Asian Pacific Journal of Cancer Prevention* 14 (7): S. 4131–4134

57 Sigounas, G.; Hooker, J.; Anagnostou, A.; Steiner, M. (1997): »S-allylmercaptocysteine inhibits cell proliferation and reduces the viability of erythroleukemia, breast, and prostate cancer cell lines«. *Nutrition and Cancer* 27: S. 186–191

58 Kaschula, C. H.; Hunter, R.; Cotton, J.; Tuveri, R.; Ngarande, E.; Dzobo, K.; Schafer, G.; Siyo, V.; Lang, D.; Kusza, D. A.; Davies, B.; Katz, A. A.; Parker, M. I. (2016): »The garlic compound ajoene targets protein folding in the endoplasmic reticulum of cancer cells«. *Molecular Carcinogenesis* 55 (8): S. 1213–1228

59 Yin, X., R. Zhang, C. Feng, J. Zhang, D. Liu, K. Xu, X. Wang, S. Zhang, Z. Li, X. Liu und H. Ma (2014): »Diallyl disulfide induces G2/M arrest and promotes apoptosis through the p53/p21 and MEK-ERK pathways in human esophageal squamous cell carcinoma«. *Oncology Reports* 32 (4): S. 1748–1756

60 Nillert, N.; Pannangrong, W.; Welbat, J. U.; Chaijaroonkhanarak, W.; Sripanidkulchai, K.; Sripanidkulchai, B. (2017): »Neuroprotective effects of aged garlic extract on cognitive dysfunction and neuroinflammation induced by β-amyloid in rats«. *Nutrients* 39 (1): S. 24

61 Chauhan, N. B.; Sandoval, J. (2007): »Amelioration of early cognitive deficits by aged garlic extract in Alzheimer's transgenic mice«. *Phytotherapy Research* 21 (7): S. 629–640

62 Mukherjee, D.; Banerjee, S. (2013): »Learning and memory promoting effects of crude garlic extract«. *Indian Journal of Experimental Biology* 51 (12): S. 1094–1100

63 Pintana, H.; Sripetchwandee, J.; Supakul, L.; Apaijai, N.; Chattipakorn, N.; Chattipakorn, S. (2014): »Garlic extract attenuates brain mitochon-

drial dysfunction and cognitive deficit in obese-insulin resistant rats«. *Applied Physiology, Nutrition and Metabolism* 39 (12): S. 1373–1379

64 Ghasemi, S.; Hosseini, M.; Feizpour, A. et al. (2017): »Beneficial effects of garlic on learning and memory deficits and brain tissue damages induced by lead exposure during juvenile rat growth is comparable to the effect of ascorbic acid«. *Drug and Chemical Toxicology* 40 (2): S. 206–214

65 Yousuf, S.; Ahmad, A.; Khan, A.; Manzoor, N.; Khan, L. A. (2010): »Effect of diallyldisulphide on an antioxidant enzyme system in *Candida* species«. *Canadian Journal of Microbiology* 56 (10): S. 816–821

66 Khodavandi, A.; Alizadeh, F.; Harmal, N. S.; Sidik, S. M.; Othman, F.; Sekawi, Z.; Jahromi, M. A.; Ng, K. P.; Chong, P. P. (2011): »Comparison between efficacy of allicin and fluconazole against *Candida albicans in vitro* and in a systemic candidiasis mouse model«. *FEMS Microbiology Letters* 315 (2): S. 87–93

67 Ledezma, E.; DeSousa, L.; Jorquera, A.; Sanchez, J.; Lander A.; Rodriguez, E.; Jain, M. K.; Apitz-Castro, R. (1996): »Efficacy of ajoene, an organosulphur derived from garlic, in the short-term therapy of tinea pedis«. *Mycoses* 39 (9–10): S. 393–395

68 Ledezma, E.; Marcano K.; Jorquera, A. (2000): »Efficacy of ajoene in the treatment of tinea pedis: A double-blind and comparative study with terbinafine«. *Journal of the American Academy of Dermatology* 43: S. 829–832

69 Ledezma, E.; Lopez, J. C.; Marin, P.; Romero, H.; Ferrara, G.; De Sousa, L.; Jorquera, A.; Apitz Castro, R. (1999): »Ajoene in the topical short-term treatment of tinea cruris and tinea corporis in humans. Randomized comparative study with terbinafine«. *Arzneimittelforschung* 49 (6): S. 544–547

70 Shams-Ghahfarokhi, M.; Shokoohamiri, M. R.; Amirrajab, N. et al. (2006): »In vitro antifungal activities of *Allium cepa*, *Allium sativum* and ketoconazole against some pathogenic yeasts and dermatophytes«. *Fitoterapia* 77 (4): S. 321–323

71 Li, W. R.; Shi, Q. S.; Dai, H. Q. (2016): »Antifungal activity, kinetics and molecular mechanism of action of garlic oil against *Candida albicans*«. *Science Reports* 6: S. 22805

72 Ledezma et al. »Ajoene in the topical shortterm treatment of tinea cruris and tinea corporis in humans. Randomized comparative study with terbinafine«.

73 Sabitha, P.; Adhikari, P. M.; Shenoy, S. M. et al. (2005): »Efficacy of garlic paste in oral candidiasis«. *Tropical Doctor* 35 (2): S. 99–100

74 Ebrahimy, F.; Dolatian, M.; Moatar, F.; Majd, H. A. (2015): »Comparison of the therapeutic effects of Garcin® and fluconazole on *Candida* vaginitis«. *Singapore Medical Journal* 56 (10): S. 567–572

75 Kenawy, S.; Mohammed, G. F.; Younes, S.; Elakhras, A. I. (2014): »Evaluation of TNF-α serum level in patients with recalcitrant multiple

common warts, treated by lipid garlic extract«. *Dermatologic Therapy* 27 (5): S. 272–277

76 Dehghani, F.; Merat, A.; Panjehshahin, M. R.; Handjani, F. (2005): »Healing effect of garlic extract on warts and corns«. *International Journal of Dermatology* 44: S. 612–615

77 Ibrahim, A. N. (2013): »Comparison of in vitro activity of metronidazole and garlic-based product (Tomex®) on *Trichomonas vaginalis*«. *Parasitology Research*. 112 (5): S. 2063–2067

78 Urbina, J. A.; Marchan, E.; Lazardi, K.; Visbal, G.; Apitz-Castro, R.; Gil, F., Aguirre, T.; M. M. Piras; Piras, R. (1993): »Inhibition of phosphatidylcholine biosynthesis and cell proliferation in *Trypanosoma cruzi* by ajoene, an antiplatelet compound isolated from garlic«. *Biochemical Pharmacology* 45 (12): S. 2381–2387

79 Harris, J. C.; Plummer, S.; Turner, M. P.; Lloyd, D. (2000): »The microaerophilic flagellate *Giardia intestinalis: Allium sativum* (garlic) is an effective antigiardial«. *Microbiology* 146 (12): S. 3119–3127

80 Ankri, S.; Mirelman D. (1999): »Antimicrobial properties of allicin from garlic«. *Microbes and Infection* 1 (2): S. 125–129

81 Coppi, A.; Cabinian, M.; Mirelman, D.; Sinnis, P. (2006): »Antimalarial activity of allicin, a biologically active compound from garlic cloves«. *Antimicrobial Agents and Chemotherapy* 50 (5): S. 1731–1737

82 Mishra, S. K.; Asthana, O. P.; Mohanty, S. et al. (1995): »Effectiveness of α, β-arteether in acute falciparum malaria«. *Transactions of the Royal Society of Tropical Medicine and Hygiene* 89 (3): S. 299–301

83 Govindan, V.; Panduranga, A. N.; Murthy, P. Krishna (2016): »Assessment of in vivo antimalarial activity of arteether and garlic oil combination therapy.« *Biochemistry and Biophysics Reports* 5: S. 359–364

84 Bjarnsholt, T.; Jensen, P. O.; Rasmussen, T. B.; Christophersen, L.; H. Calum; Hentzer, M.; Hougen, H. P.; Rygaard, J.; Moser, C.; Eberl, L.; Hoiby, N.; Givskov, M. (2005): »Garlic blocks quorum sensing and promotes rapid clearing of pulmonary *Pseudomonas aeruginosa* infections«. *Microbiology* 151 (12): S. 3873–3880

85 Ashraf, R.; Khan, R. A.; Ashraf, I. (2011): »Garlic (*Allium sativum*) supplementation with standard antidiabetic agent provides better diabetic control in type 2 diabetes patients«. *Pakistan Journal of Pharmaceutical Sciences* 24 (4): S. 565–570

86 Bordia, A.; Verma, S. K.; Srivastava, K. C. (1998): »Effect of garlic (*Allium sativum*) on blood lipids, blood sugar, fibrinogen and fibrinolytic activity in patients with coronary artery disease«. *Prostaglandins, Leukotrienes, & Essential Fatty Acids* 58: S. 257–263

87 Ashraf, R. et al.: »Garlic (*Allium sativum*) supplementation with standard antidiabetic agent provides better diabetic control in type 2 diabetes patients«.

88 Mix, C.; Fantus, B.; Evans, W. A. (1918): *The Practical Medicine Series.* Chicago, Illinois: The Year Book Publishers

89 Sasaki, J.; Kita, T.; Ishita, K.; Uchisawa, H.; Matsue, H. (1999): »Antibacterial activity of garlic powder against *Escherichia coli* O-157«. *Journal of Nutritional Science and Vitaminology* (Tokyo) 45: S. 785–790

90 Ushimaru, P. I.; Barbosa, L. N.; Fernandes, A. A.; Di Stasi, L. C.; Fernandes Jr., A. (2012): »*In vitro* antibacterial activity of medicinal plant extracts against *Escherichia coli* strains from human clinical specimens and interactions with antimicrobial drugs«. *Natural Products Research* 26 (16): S. 1553–1557

91 Palaksha, M. N., M. Ahmed und S. Das (2010): »Antibacterial activity of garlic extract on streptomycin-resistant *Staphylococcus aureus* and *Escherichia coli* solely and in synergism with streptomycin«. *Journal of Natural Science Biology and Medicine* 1 (1): S. 12–15

92 Linares, M. B.; Garrido, M. D.; Martins, C.; Patarata, L. (2013): »Efficacies of garlic and *L. sakei* in wine-based marinades for controlling *Listeria monocytogenes* and *Salmonella* spp. in *chouriço de vinho*, a dry sausage made from wine-marinated pork«. *Journal of Food Science* 78 (5): S. 719–724

93 Thomas, A.; Thakur, S.; Mhambrey, S. (2015): »Comparison of the antimicrobial efficacy of chlorhexidine, sodium fluoride, fluoride with essential oils, alum, green tea, and garlic with lime mouth rinses on cariogenic microbes«. *Journal of International Society of Preventative and Community Dentistry* 5 (4): S. 302–308

94 Fani, M. M.; Kohanteb, J.; Dayaghi, M. (2007): »Inhibitory activity of garlic (*Allium sativum*) extract on multidrug-resistant *Streptococcus mutans*«. *Journal of Indian Society of Pedodontics and Preventative Dentistry* 25 (4): S. 164–168

95 Eja, M. E.; Asikong, B. E.; Abriba, C.; Arikpo, G. E.; Anwan, E. E.; Enyi-Idoh, K. H. (2007): »A comparative assessment of the antimicrobial effects of garlic (*Allium sativum*) and antibiotics on diarrheagenic organisms«. *Southeast Asian Journal of Tropical Medicine and Public Health* 38 (2): S. 343–348

96 Linares et al.: »Efficacies of garlic and *L. sakei* in wine-based marinades for controlling *Listeria monocytogenes* and *Salmonella* spp. in *chouriço de vinho*, a dry sausage made from wine-marinated pork«

97 Sasaki, J.; Kita, T. Kita; Ishita, K.; Uchisawa, H.; Matsue, H. (1999): »Antibacterial activity of garlic powder against *Escherichia coli* O-157«. *Journal of Nutritional Science and Vitaminology* 45 (6): S. 785–790

98 Naganawa, R.; Iwata, N.; Ishikawa, K.; Fukuda, H.; Fujino, T., Suzuki, A. (1996): »Inhibition of microbial growth by ajoene, a sulfur-containing compound derived from garlic«. *Applied and Environmental Microbiology* 62 (11): S. 4238–4242

99 Mozaffari Nejad, A. S.; Shabani, S.; Bayat, M.; Hosseini, S. E. (2014): »Antibacterial effect of garlic aqueous extract on *Staphylococcus aureus* in hamburger«. *Jundishapur Journal of Microbiology* 7 (11): S. e13134

100 Jain, R. C. (1998): »Anti tubercular activity of garlic oil«. *Indian Journal of Pathology and Microbiology* 41 (1): S. 131

101 Hasan, N.; Yusuf, N.; Toossi, Z.; Islam, N. (2006): »Suppression of *Mycobacterium tuberculosis* induced reactive oxygen species (ROS) and TNF-alpha mRNA expression in human monocytes by allicin«. FEBS Letters 580 (10): S. 2517–2522

102 Hannan, A.; Ikram Ullah, M.; Usman, M.; Hussain, S.; Absar, M.; Javed, K. (2011): »Anti-mycobacterial activity of garlic (*Allium sativum*) against multidrug resistant and non-multi-drug resistant *Mycobacterium tuberculosis*«. *Pakistan Journal of Pharmaceutical Sciences* 24 (1): S. 81–85

103 Lee, H. S.; Lee, C. H.; Tsai, H. C.; Salter, D. M. (2009): »Inhibition of cyclooxygenase 2 expression by diallyl sulfide on joint inflammation induced by urate crystal and IL-1beta«. *Osteoarthritis Cartilage* 17 (1): S. 91–99

104 Williams, F. M., J. Skinner, T. D. Spector et al. (2010): »Dietary garlic and hip osteoarthritis: evidence of a protective effect and putative mechanism of action«. *BMC Musculoskeletal Disorders* 11: S. 280

105 Mukherjee, M., Das, A. S.; Mitra, S.; Mitra, C. (2004): »Prevention of bone loss by oil extract of garlic (*Allium sativum* Linn.) in an ovariectomized rat model of osteoporosis«. *Phytotherapy Research* 18 (5): S. 389–394

106 Mukherjee, M., Das, A. S.; Das, D.; Mukherjee, S.; Mitra, S.; Mitra, C. (2006): »Role of oil extract of garlic (*Allium sativum* Linn.) on intestinal transference of calcium and its possible correlation with preservation of skeletal health in an ovariectomized rat model of osteoporosis« *Phytotherapy Research* 20 (5): S. 408–415

107 Mukherjee, M.; Das, A. S.; Das, D.; Mukherjee, S.; Mitra, S.; Mitra, C. (2006): »Effects of garlic oil on postmenopausal osteoporosis using ovariectomized rats: comparison with the effects of lovastatin and 17beta-estradiol«. *Phytotherapy Research* 20 (1): S. 21–27

108 Denisov, L. N.; Andrianova, I. V.; Timofeeva, S. S. (1999): »Garlic effectiveness in rheumatoid arthritis«. *Terapevticheskii Arkhiv* 71 (8): S. 55–58

109 Ahmed, W.; Zaki, A.; Nabil, T. (2015): »Prevention of methotrexate-induced nephrotoxicity by concomitant administration of garlic aqueous extract in rats«. *Turkish Journal of Medicinal Sciences* 45 (3): S. 507–516

110 Rapp, A.; Grohmann, G.; Oelzner, P.; Uehleke, B.; Uhlemann C. (2006): »Does garlic influence rheologic properties and blood flow in progressive systemic sclerosis?« *Forschende Komplementärmedizin* 13 (3): S. 141–146

111 Percival, S. S. (2016): »Aged garlic extract modifies human immunity«. *Journal of Nutrition* 146 (2): S. 433S–436S

112 Park, E. Y.; Ki, S. H.; Ko, M. S.; Kim, C. W.; Lee, M. H.; Lee, Y. S.; Kim, S. G. (2005): »Garlic oil and DDB, comprised in a pharmaceutical composition for the treatment of patients with viral hepatitis, prevents acute liver injuries potentiated by glutathione deficiency in rats«. *Chemical Biological Interactions* 155 (1–2): S. 82–96

113 Lee, M. H.; Kim, Y. M.; Kim, S. G. (2012): »Efficacy and tolerability of diphenyl-dimethyl-dicarboxylate plus garlic oil in patients with chronic hepatitis«. *International Journal of Clinical Pharmacology and Therapeutics* 50 (11): S. 778–786

114 Balaha, M.; Kandeel, S.; Elwan, W. (2016): »Garlic oil inhibits dextran sodium sulfate-induced ulcerative colitis in rats«. *Life Sciences* 146: S. 40–51

115 Shi, L.; Lin, Q.; Li, X. et al. (2017): »Alliin, a garlic organosulfur compound, ameliorates gut inflammation through MAPK-NF-κB/AP-1/STAT-1 inactivation and PPAR-γ activation«. *Molecular Nutrition and Food Research* 61 (9)

116 Kianoush, S.; Balali-Mood, M.; Mousavi, S. R.; Moradi, V.; Sadeghi, M.; Dadpour, B.; Rajabi, O.; Shakeri, M. T. (2012): »Comparison of therapeutic effects of garlic and d-Penicillamine in patients with chronic occupational lead poisoning«. *Basic & Clinical Pharmacology & Toxicology* 110 (5): S. 476–481

117 Eja, M.E.; Asikong, B. E.; Abriba, C.; Arikpo, G. E.; Anwan, E. E.; Enyi-Idoh, K. H. (2007): »A comparative assessment of the antimicrobial effects of garlic (*Allium sativum*) and antibiotics on diarrheagenic organisms«. *Southeast Asian Journal of Tropical Medicine and Public Health* 38 (2): S. 343–348

118 Clement, Y. N.; Morton-Gittens, J.; Basdeo, L.; Blades, A.; Francis, M. J.; Gomes, N.; Janjua, M.; Singh, A. (2007): »Perceived efficacy of herbal remedies by users accessing primary healthcare in Trinidad«. *BMC Complementary and Alternative Medicine* 7: S. 4

119 Liu, Y.; Che, T. M.; Song, M.; Lee, J. J.; Almeida, J. A.; Bravo, D.; Van Alstine, W. G.; Pettigrew, J. E. (2013): »Dietary plant extracts improve immune responses and growth efficiency of pigs experimentally infected with porcine reproductive and respiratory syndrome virus«. *Journal of Animal Science* 91 (12): S. 5668–5679

120 Ebd.

121 Miean, K. H.; Mohamed, S.(2001): »Flavonoid (myricetin, quercetin, kaempferol, luteolin, and apigenin) content of edible tropical plants«. *Journal of Agriculture and Food Chemistry* 49 (6): S. 3106–3112

122 Marschollek, C.; Karimzadeh, F.; Jafarian, M.; Ahmadi, M.; Mohajeri, S. M.; Rahimi, S.; Speckmann, E. J.; Gorji, A. (2017): »Effects of garlic extract on spreading depression: *In vitro* and *in vivo* investigations.« *Nutritional Neuroscience* 20 (2): S. 127–134

123 Kianoush, S. et al.: »Comparison of therapeutic effects of garlic and d-Penicillamine in patients with chronic occupational lead poisoning«.

124 Bespalov et al.: »Study of an antioxidant dietary supplement ›Karinat‹ in patients with benign breast disease«. Voprosy Onkologii 2004 50(4): S. 467–472

125 Xiong, X. J.; Wang, P. Q.; Li, S. J.; Li, X. K.; Zhang, Y. Q.; Wang, J. (2015): »Garlic for hypertension: A systematic review and meta-analysis of randomized controlled trials«. Phytomedicine 22 (3): S. 352–361

126 Galeone, C.; Pelucchi, C.; Talamini, R.; Negri, E.; Dal Maso, L.; Montella, M.; Ramazzotti, V.; Franceschi, S.; La Vecchia, C. (2007): »Onion and garlic intake and the odds of benign prostatic hyperplasia«. *Urology* 70 (4): S. 672–676

127 Chung, K. S.; Shin, S. J.; Lee, N. Y.; Cheon, S. Y.; Park, W.; Sun, S. H.; An, H. J. (2016): »Anti-proliferation effects of garlic (*Allium sativum* L.) on the progression of benign prostatic hyperplasia«. *Phytotherapy Research* 30 (7): S. 1197–1203

128 White, E.; Sherlock, C. (2005): »The effect of nutritional therapy for yeast infection (candidiasis) in cases of chronic fatigue syndrome«. *Journal of Orthomolecular Medicine* 20 (3): S. 193–209

129 Yousuf et al.: »Effect of diallyldisulphide on an antioxidant enzyme system in *Candida* species«

130 Rahman, K., Billington, D. (2000): »Dietary supplementation with aged garlic extract inhibits ADP-induced platelet aggregation in humans«. *Journal of Nutrition* 130: S. 2662–2665

131 Bordia et al.: »Effect of garlic (*Allium sativum*) on blood lipids, blood sugar, fibrinogen and fibrinolytic activity in patients with coronary artery disease«. Prostaglandins, Leukotrienes and Essential Fatty Acids (1998) 58(4): 257–263

132 Pantoja, C. V.; Chiang, L. C.; Norris, B. C.; Concha, J. B. (1991): »Diuretic, natriuretic and hypotensive effects produced by *Allium sativum* (garlic) in anaesthetized dogs«. *Journal of Ethnopharmacology* 31 (3): S. 325–331

133 Bakhshi, M.; Taheri, J. B.; Shabestari, S. B.; Tanik, A.; Pahlevan, R. (2012): »Comparison of therapeutic effect of aqueous extract of garlic and nystatin mouthwash in denture stomatitis«. *Gerodontology* 29 (2): S. e680–684

134 Mendoza-Juache, A.; Aranda-Romo, S.; Bermeo-Escalona, J. R.; Gomez-Hernandez, A.; Pozos-Guillen, A.; Sanchez-Vargas, L. O. (2017): »The essential oil of *Allium sativum* as an alternative agent against *Candida* isolated from dental prostheses«. *Revista Iberoamericana de Micología* 34 (3): S. 158–164

135 Ejaz, S.; Chekarova, I.; Cho, J. W.; Lee, S. Y.; Ashraf, S.; Lim, C. W. (2009): »Effect of aged garlic extract on wound healing: a new frontier in wound management«. *Drug and Chemical Toxicology* 32 (3): S. 191–203

136 Sarhan, W. A.; Azzazy, H. M.; El-Sherbiny, I. M. (2016): »Honey/chitosan nanofiber wound dressing enriched with *Allium sativum* and *Cleome droserifolia*: enhanced antimicrobial and wound healing activity«. *ACS Applied Materials & Interfaces* 8 (10): S. 6379–6390

137 Kim, H. K. (2016): »Garlic supplementation ameliorates UV-induced photoaging in hairless mice by regulating antioxidative activity and MMPs expression«. *Molecules* 21 (1): S. 70

138 Imai, J.; Ide, N.; Nagae, S.; Moriguchi T.; Matsuura, H.; Itakura, Y. (1994): »Antioxidant and radical scavenging effects of aged garlic extract and its constituents«. *Planta Medica* 60: S. 417–420

139 Ko, J. W.; Shin, J. Y.; Kim, J. W. et al. (2017): »Protective effects of diallyl disulfide against acetaminophen-induced nephrotoxicity: A possible role of CYP2E1 and NF-κB«. *Food and Chemical Toxicology* 102: S. 156–165

140 Sumioka, I.; Matsura, T.; Yamada, K. (2001): »Therapeutic effect of S-allylmercaptocysteine on acetaminophen-induced liver injury in mice«. *European Journal of Pharmacology* 433: S. 177–185

141 Naji, K. M.; Al-Shaibani, E. S.; Alhadi, F. A.; Al-Soudi, S. A.; D'souza, M. R. (2017): »Hepatoprotective and antioxidant effects of single clove garlic against CCl4-induced hepatic damage in rabbits«. *BMC Complementary and Alternative Medicine* 17 (1): S. 411

142 Park et al.: »Garlic oil and DDB, comprised in a pharmaceutical composition for the treatment of patients with viral hepatitis, prevents acute liver injuries potentiated by glutathione deficiency in rats«

143 Su, Q. S.; Tian, Y.; Zhang, J. G.; Zhang, H. (2008): »Effects of allicin supplementation on plasma markers of exercise-induced muscle damage, IL-6 and antioxidant capacity«. *European Journal of Applied Physiology* 103 (3): S. 275–283

144 Womack, C. J.; Lawton, D. J.; Redmond, L.; Todd, M. K.; Hargens, T. A. (2015): »The effects of acute garlic supplementation on the fibrinolytic and vasoreactive response to exercise«. *Journal of the International Society of Sports Nutrition* 12: 23

145 Oi, Y.; Kawada, T.; Shishido, C.; Wada, K.; Kominato, Y., Nishimura, S.; Ariga, T.; Iwai, K. (1999): »Allyl-containing sulfides in garlic increase uncoupling protein content in brown adipose tissue, and noradrenaline and adrenaline secretion in rats«. *Journal of Nutrition* 129 (2): S. 336–342

146 Soleimani, D.; Paknahad, Z.; Askari, G.; Iraj, B.; Feizi, A. (2016): »Effect of garlic powder consumption on body composition in patients with nonalcoholic fatty liver disease: A randomized, double-blind, placebo-controlled trial«. *Advanced Biomedical Research* 5: S. 2

147 Hajheydari, Z.; Jamshidi, M.; Akbari, J.; Mohammadpour, R. (2007): »Combination of topical garlic gel and betamethasone valerate cream in the treatment of localized alopecia areata: a double-blind randomized controlled study«. *Indian Journal of Dermatology, Venereology and Leprology* 73: S. 29–32

148 Shams-Ghahfarokhi et al.: »In vitro antifungal activities of *Allium cepa, Allium sativum* and ketoconazole against some pathogenic yeasts and dermatophytes«

149 Lee, E. K.; Chung, S. W.; Kim, J. Y. et al. (2009): »Allylmethylsulfide down-regulates X-ray irradiation-induced nuclear factor-kappaB signaling in C57/BL6 mouse kidney«. *Journal of Medicine and Food* 12 (3): S. 542–551

150 Chang, H. S.; Endoh, D.; Ishida, Y.; Takahashi, H.; Ozawa, S.; Hayashi, M.; Yabuki, A.; Yamato, O. (2012): »Radioprotective effect of alk(en)yl thiosulfates derived from allium vegetables against DNA damage caused by X-ray irradiation in cultured cells: antiradiation potential of onions and garlic«. *The Scientific World Journal* 2012: S. 846750

151 Pai, S. T.; Platt, M. W. (1995): »Antifungal effects of *Allium sativum* (garlic) extract against the *Aspergillus* species involved in otomycosis«. *Letters in Applied Microbiology* 20 (1): S. 14–18

152 Rahimi-Esboei, B.; Ebrahimzadeh, M. A.; Fathi, H.; Rezaei Anzahaei, F. (2016): »Scolicidal effect of *Allium sativum* flowers on hydatid cyst protoscolices«. *The European Review for Medical and Pharmacological Sciences* 20 (1): S. 129–132

153 Palacio-Landin, J.; Mendoza-de Gives, P.; Salinas-Sanchez, D. O.; Lopez-Arellano, M. E.; Liebano-Hernandez, E.; Hernandez-Velazquez, V. M.; Valladares-Cisneros, M. G. (2015): »*In vitro* and *in vivo* nematocidal activity of *Allium sativum* and *Tagetes erecta* extracts against *Haemonchus contortus*«. *Turkiye Parazitolojii Dergisi* 39 (4): S. 260–264

154 Plata-Rueda, A.; Martinez, L. C.; Santos, M. H. D.; Fernandes, F. L.; Wilcken, C. F.; Soares, M. A.; Serrao, J. E.; Zanuncio, J. C. (2017): »Insecticidal activity of garlic essential oil and their constituents against the mealworm beetle, *Tenebrio molitor* Linnaeus (Coleoptera: Tenebrionidae)«. *Scientific Reports* 7: S. 46406

155 Wang, X.; Li, Q.; Shen, L.; Yang, J.; Cheng, H.; Jiang, S.; Jiang, C.; Wang, H. (2014): »Fumigant, contact, and repellent activities of essential oils against the darkling beetle, *Alphitobius diaperinus*«. *Journal of Insect Science* 14: S. 75

156 Qualls, W. A.; Scott-Fiorenzano, J.; Muller, G. C.; Arheart, K. L.; Beier, J. C.; Xue, R. D. (2016): »Evaluation and adaptation of attractive toxic sugar baits for *Culex tarsalis* and *Culex quinquefasciatus* control in the Coachella Valley, Southern California.« *The American Mosquito Control Association* 32 (4): S. 292–299

157 Junnila, A.; Revay, E. E.; Muller, G. C.; Kravchenko, V.; Qualls, W. A.; Xue, R. D.; Allen, S. A.; Beier, J. C.; Schlein, Y. (2015): »Efficacy of attractive toxic sugar baits (ATSB) against *Aedes albopictus* with garlic oil encapsulated in beta-cyclodextrin (sugar) as the active ingredient«. *Acta Tropica* 152: S. 195–200

158 Bharadwaj, A.; Hayes, L. E.; Stafford, K. C. (2015): »Effectiveness of garlic for the control of *Ixodes scapularis* (Acari: Ixodidae) on residential properties in Western Connecticut«. *Journal of Medical Entomology* 52 (4): S. 722–725

159 Garrett, H.; Ferguson, J.; Amaranthus, M. (2012): *Organic Management for the Professional.* Austin, Texas: University of Texas Press

160 Hata, F. T.; Ventura, M. U.; Carvalho, M. G.; Miguel, A. L.; Souza, M. S.; Paula, M. T.; Zawadneak, M. A. (2016): »Intercropping garlic plants reduces *Tetranychus urticae* in strawberry crop«. *Experimental and Applied Acarology* 69 (3): S. 311–321

161 Mirondo et al.: »Deodorization of garlic breath by foods, and the role of polyphenol oxidase and phenolic compounds«.

162 Koscielny, J.; Klussendorf, D.; Latza, R.; Schmitt, R.; Radtke, H.; Siegel, G.; Kiesewetter, H. (1999): »The antiatherosclerotic effect of *Allium sativum*«. *Atherosclerosis* 144 (1): S. 237–249

163 Xiong, X. J.; Wang, P. Q.; Li, S. J.; Li, X. K.; Zhang, Y. Q.; Wang, J. (2015): »Garlic for hypertension: A systematic review and meta-analysis of randomized controlled trials«. *Phytomedicine* 22 (3): S. 352–361. doi:10.1016/j. phymed.2014.12.013

164 Bonaduce, I., M. P. Colombini und S. Diring (2006): »Identification of garlic in old gildings by gas chromatography–mass spectrometry«. *Journal of Chromatography A* 1107 (1–2): S. 226–232

# Register